スタッフの気持ちがわかる　するべきことが見える

# 歯科医院経営を安定させたい院長へ 77のアドバイス

著●黒飛一志／濵田真理子

クインテッセンス出版株式会社　2016

Tokyo, Berlin, Chicago, London, Paris, Barcelona, Istanbul, Milano, São Paulo, Moscow, Prague, Warsaw, Delhi, Bucharest, and Singapore

クインテッセンス出版の書籍・雑誌は、歯学書専用通販サイト『**歯学書.COM**』にてご購入いただけます。

**PC からのアクセスは…**
歯学書 検索

**携帯電話からのアクセスは…**
QR コードからモバイルサイトへ

## はじめに

　私の著書『人材から人財へ育て上げる36の秘訣』が発売されて、1年が経過しました。多くの歯科医師の先生や歯科関係者からの反響を受けて、「もう少し問題を具体的にしたノウハウ本を第2弾として作ろう」というお話をいただいた時期と、黒飛さんとの出会いの時期が重なりました。
　歯科医師コンサルタントの黒飛さんと歯科衛生士コンサルタントの私、濵田がタッグを組むことで、今までなかった視点の本が作れるのではないかというところからこの執筆がスタートしました。

　歯科医院経営は、「経営面」と「精神面」で安定する必要があります。
　経営面で考えると、院長先生が毎日安心できるかどうかを左右するのは、収入だけではなく、医療機関が1年、2年……と末永く良い状況を保てるかどうかです。
　しかしながら、院長先生は、歯科大学や勤務医時代に歯科医院経営について学ぶことがほとんどないために、歯科医院経営において何をどうすればいいかわからないのです。
　一方、精神面で考えると、人材確保や人材育成、スタッフの問題などがものすごく大きい影響を与えています。実際に、私がコンサルティングに入っていて感じる多くの歯科医院の問題は、スタッフと院長先生とのコミュニケーションの問題、スタッフ同士のコミュニケーションの問題として表れています。

　これらの原因は1つ。解決方法も1つ。そして、その解決方法を実践するために大切なことも1つです。
　その原因は、「仕組みがない」ということであり、「仕組みをつくること」で問題は解決できます。
　さらに、仕組みを実際に軌道にのせるためには、院長先生とスタッフがお互いにお互いの立場を理解しあい、信頼関係を構築するコミュニケーションをはかることが大切です。
　本書では、その仕組みづくりと、それに必要な要素をできるだけ具体的に記しました。

　本書を執筆し完成するまでの道のりは、決して順調ではありませんでした。というのは、私は女性脳で考え、黒飛さんは男性脳で考えるため、何度もお互いの考え方の違いに戸惑いました。しかし、あきらめずにしっかりとコミュニ

ケーションを取り続け、お互いの思考の理解に努めた結果、最終的に院長目線から見てもスタッフ目線から見ても、両方が納得できる本書ができあがったのだと思います。

　これは日常の歯科医院で起こっていることと同じなんだなぁと感じました。

　スタッフ想いの院長と院長想いのスタッフがいる医療機関づくりのために、そして、院長先生が経営者として歯科で必要な経営を知り、経営を安定させるために、本書が、"明日のよき解決へのはじめの1歩"となることを心から祈っています。

2016年8月10日<br>
濵田真理子

## もくじ

はじめに ──────────────────────── 3
本書の構成 ─────────────────────── 10

# 1章 院長の不満×スタッフの不満

## 1. スタッフとのコミュニケーションがうまくいかない ── 14
　スタッフからの相談が、しばしば簡単な内容ではない ──── 14
　院長がスタッフに対してキツい口調になってしまう ───── 16
　スタッフに注意したいけど、しにくい ───────── 18
　新しい診療や材料などについて、院長の考え方が正しく伝わらない ── 20
　院長とスタッフとの間で話す時間が取れていない ────── 22
　スタッフが医院の改善点などを提案しにくい ─────── 24
　スタッフの機嫌によって、アシストのやり方が変わる ──── 26
　スタッフが呼びに来ないから患者さんを待たせてしまう ─── 28
　スタッフとの連絡にLINEを使うがうまくいかない ───── 30
　スタッフ同士の年齢が離れていて、話が合わない ────── 32
　歯科衛生士と歯科助手の関係に溝がある ───────── 34
　正社員・アルバイト間で、役割についてもめている ───── 36
　院長がスタッフ内の人間関係を把握できていない ────── 38
　スタッフ同士のもめごとに、院長が挟まれている ────── 40
　できるベテランスタッフの後輩スタッフへの話し方がキツい ── 42

## 2. スタッフがなかなか育たない ───────── 44
　院長がスタッフ教育を面倒だと感じている ──────── 44
　スタッフが患者さんにはいい接遇をするのに、
　　院長に対してはそうでない ─────────── 46
　スタッフが患者さんとあまりコミュニケーションを取らない ── 48
　スタッフが言ったことしかやらない ────────── 50

スタッフの「はい」という返事はよいが、実際にはできない ─── 52
スタッフがアシストにつかない ─── 54
スタッフの機嫌が午前と午後で違う ─── 56
新人スタッフが昼休みに黙っていなくなる ─── 58
歯科衛生士による施術のタイムマネジメントが問題 ─── 60
歯科衛生士が患者さんと話す時間をコントロールできていない ─── 62
受付にもっと笑顔になってほしい ─── 64
受付の整理整頓ができていない ─── 66
受付が効率的にアポイントを取っていない ─── 68
チーフを立てたいけど、なかなか決まらない ─── 70
スタッフの定着が悪いのを理由に教育をしていない ─── 72
セミナー受講後、その内容を院内に落とし込めていない ─── 74

## 3. スタッフが経営にまるで無関心　　76

朝礼でスタッフのやる気が感じられない ─── 76
スタッフの仕事の効率が悪く、残業をしている ─── 78
急患を入れると、スタッフが嫌な顔をする ─── 80
スタッフが患者さんからプレゼントをもらっても、
院長に報告がない ─── 82
求人をかけているが、見つからずスタッフが忙しい ─── 84
スタッフに院長からの評価が正しく伝わらない ─── 86
スタッフが辞める理由がわからない ─── 88
面接・採用について現スタッフが文句を言ってくる ─── 90
院長がスタッフルームにまったく入れない ─── 92
院内の装飾などの経費を院長の許可なしで使っている ─── 94
スタッフが急に休む ─── 96
スタッフが始業時間ぎりぎりに現れる ─── 98
よく遅刻をするスタッフがいる ─── 100

## 2章 院長の不安

### 1. 院内マーケティングについての不安 ——104
医院の望む患者さんが来院しない① ——104
医院の望む患者さんが来院しない② ——106
開業して質の高い治療を提供するも、患者数が伸びない ——108
忙しいが、このままの方針で医院経営していていいのか ——110
他の歯科医院との差別化ができていない ——112
患者さんが多くて忙しいが、売上や利益が上がらない ——114
患者さんからの紹介が増えない ——116
中断患者数が多い ——118
医院案内パンフレットの作り方がわからない ——120
来院患者さんに対してどう情報提供すればよいかわからない ——122
自費診療の設定価格に迷いがある ——124
待合室に置く雑誌に迷っている ——126
支払い方法にクレジットカードを導入するか迷っている ——128
プロモーション動画を制作するが、スタッフの協力を得られない ——130
休診日に患者さんを取り逃している ——132
LINE が増患に有効かわからない ——134

### 2. 院外マーケティングについての不安 ——136
以前の集患方法に固執してしまっている ——136
ホームページを新たに作っただけで何もしていない ——138
ホームページにもっと院長が出たほうがいいのか迷っている ——140
どれくらい広告費をかけてよいかがわからない ——142
若い先生が自分の歯科医院の近くに新規開業した ——144
矯正専門医が近隣で開業し、患者数が減った ——146
インプラント患者の増患に取り組みたい ——148
動画制作、YouTube 動画広告など新しいマーケティングがわからない ——150
Facebook の使い方や活用する意味がわからない ——152

## 3. 予防歯科を導入できるか不安 ──────154
　予防歯科の導入の価値がわからない──────154
　予防歯科をはじめるときにユニット数が足りるか不安──────156
　予防歯科・自費診療メニューにスタッフが抵抗する──────158
　定期来院に移行しない・移行しても続かない──────160
　予防歯科とメインテナンスの患者さんが増えない──────162
　患者さんに予防歯科の重要性をどう伝えたらよいかに悩んでいる──────164
　定期来院のメニューについて悩んでいる──────166
　歯科衛生士の採用に困っている──────168

付表──────170
おわりに──────174

## 本書の構成

### 問題点

本書では、筆者らが多くの院長先生とスタッフから相談された、歯科医院におけるよくある困ったケースや場面の中から極めて頻度が高いもの上位77個を「問題点」として選びました。あなたの歯科医院でもよく起こっている問題ばかりです。

### 院長の不満（不安）・スタッフの不満

ここでは、問題点に対するそれぞれの捉え方、考え方、理解の仕方をセリフで表現しています。

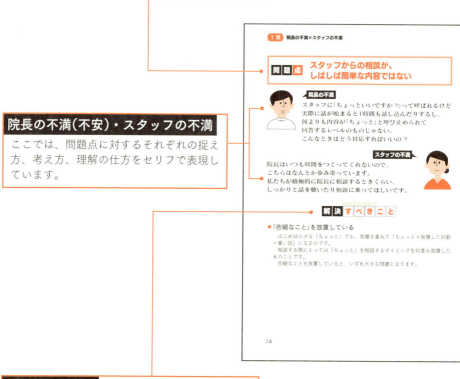

### 解決すべきこと

それぞれの不満を聞いてみると、実は冒頭に掲げた問題点には本質的な問題が隠れていることがわかります。それらを見逃してしまうと、いくらがんばっても院長先生の抱える問題点を本当の意味で解決することはできません。
その隠れた本質的な問題点を、本書では「解決すべきこと」としました。

## Dr. 黒飛のアドバイス・DH 濵田のアドバイス

筆者らが"実際コンサルティングに入ったら"するだろうアドバイスをまとめました。これらを読むだけでも、解決の糸口が見えます。
院長先生の問題に対する考え方は、やはり院長目線でしかありません。なぜなら、多くのスタッフは院長先生に対して真剣に本音を話さないため、スタッフ目線で考えられないのです。また、スタッフも同様で、院長から本音を聞くことがないスタッフは、院長の想いがわからないまま悩んでしまいます。
こういった状況を理解しながら、院長から本音を聞く黒飛とスタッフから本音を聞く濵田が、お互いの目線でアドバイスをしています。

## 具体的な解決策

ここでは、全国約500医院の院長へのコンサルティング経験をもとにした、黒飛の「歯科医師・院長・経営者・男性」の目線と、起業23年の経験と1万人以上の歯科医療関係者へのコンサルティング経験をもとにした、濵田の「歯科衛生士・スタッフ・現場・女性」の目線を統合し、現場で実際に行ってきた具体的な解決策を示しました。
すぐに行動に移せるような内容になっています。

## 成功のMessage／Keyword

ここでは、考え方のヒントになる一言や、覚えておきたい用語の解説をします。

# 1章
# 院長の不満 × スタッフの不満

1. スタッフとのコミュニケーションがうまくいかない

2. スタッフがなかなか育たない

3. スタッフが経営にまるで無関心

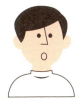
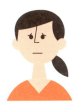
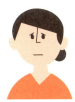

# 1章 院長の不満×スタッフの不満

## 問題点 スタッフからの相談が、しばしば簡単な内容ではない

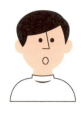

**院長の不満**

スタッフに「ちょっといいですか？」って呼ばれるけど
実際に話が始まると1時間も話し込んだりするし、
何よりも内容が「ちょっと」と呼び止められて
回答するレベルのものじゃない。
こんなときはどう対応すればいいの？

**スタッフの不満**

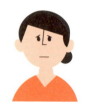

院長はいつも時間をつくってくれないので、
こちらはなんとか歩み寄っています。
私たちが積極的に院長に相談するときくらい、
しっかりと話を聴いたり相談に乗ってほしいです。

## 解決すべきこと

■「些細なこと」を放置している

　はじめは小さな「ちょっと」でも、我慢を重ねて「ちょっと×我慢した回数＝重い話」になるのです。

　相談する側にとっては「ちょっと」を相談するタイミングを何度も我慢した末のことです。

　些細なことを放置していると、いずれ大きな問題となります。

### Dr. 黒飛［歯科医師コンサルタント］からの アドバイス

　日常的に院内でのコミュニケーションを取るようにすると、1回あたりの相談内容の重さは軽くなります。問題が小さいうちなら、解決は簡単ですよね。
　当初は小さい問題でも放っておいて大きくなると解決が大変になるので、**つねにコミュニケーションを取って問題が小さいうちに対処できるようにしましょう**。

### DH 濵田［歯科衛生士コンサルタント］からの アドバイス

　「ちょっと」と呼ばれて、本当にちょっとであれば気が楽ですが、本当はそうでなかったときほど、「スタッフがそれ以上問題を放置しなくてよかった」と考え、「大切なことを伝えてくれてありがとう」と伝えましょう。相談内容の重要さが予想と違ったと嘆くよりも、むしろ**放置してはいけない内容に注目**しましょう。
　「その内容だと、ある程度時間を設けたほうがいい？」「私がサポートしなければいけない内容？」などの質問を返して、重要度に応じて「きちんと時間を設けて話そうね」と、聴いたり相談に乗ったりするための時間をつくる気持ちがあることを、言葉で伝えましょう。

## 具体的な解決策

### ■ 時間があってもなくても聴こうとする態度を示す

　スタッフの「ちょっといいですか」に対して、時間のある場合、「どうしたの？」と、すぐにその場で聴く態度をはっきりさせ、時間をつくりましょう。
　時間のないときには「ちょっと待っててね」と聴かない態度を示すのではなく、「今日の〇時なら時間が取れるよ」と、その場は無理でも聴く気持ちを持っていることを示しましょう。
　ただ、「後でね」と言ったのを忘れると信頼を失いますので、充分注意しましょう。

#### 成功のMessage
スタッフが「ちょっと」と言ったとき、すでに言い出すまでにかなりの時間が経過していることがあります。同じ「ちょっと」という表現でも、人それぞれ感じている重みは違うため要注意です。

# 1章 院長の不満×スタッフの不満

> **問題点** 院長がスタッフに対して
> キツい口調になってしまう

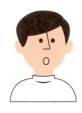

**院長の不満**

いけないと思いながらも……
診療が思うようにいかないとついイライラしたり、
伝えたいことを正しく理解してもらえないと
冷たい言い方をしてしまうことがあり、反省。

**スタッフの不満**

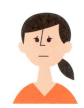

院長は、特に忙しいときはイライラして
注意する口調がキツくなるんです。
キツく言われると、こちらもイライラしてくるし、
つい感情的な態度を取ってしまい反省しています。

## 解決すべきこと

- **双方とも仕事に感情を持ち込んでしまっている**
  結果的に、大切な仕事相手に八つ当たりしていることになっています。

- **お互いの感情や言い方ばかりに目を向けている**
  患者さんへ良い診療を提供することがいちばん大事だということを忘れてしまっています。

### Dr. 黒飛［歯科医師コンサルタント］からの アドバイス

一時的に感情的になってしまうのが人間ですのである程度は仕方ないと思いますが、イライラしてしまったと認識した後は反省し、**その後のフォローをスタッフにしっかりとしてあげて**ください。

### DH 濱田［歯科衛生士コンサルタント］からの アドバイス

院長先生もスタッフも、イライラするということは自分自身への愛情不足です。イライラしている人は放置するという考え方もあるのですが、私は、イライラしている院長先生やスタッフに対して、あえて「何かあったら言ってくださいね」「何か私にできるお手伝いはないですか？」と話しかけるようにしています。イライラしている最中に誰かに笑顔で話しかけられると、瞬時に気持ちが切り替わることがあるからです。

医療機関では、お互いどんなに忙しくても、**気持ちを上手にコントロールできる習慣**をつくりましょう。

## 具体的な解決策

### ■ いちばん大事なことは何か考える習慣をつける

「スタッフも院長もイライラしている状況で、そこに患者さんはいるのだろうか？」という問いを全員で考え、ディスカッションしてみましょう。それによって、意識が変わり、イライラした感情を修正できる人も多いのです。

しかし、たいていはそうした余裕がないときに感情的になりやすいため、まずは余裕のある診療を行うために、スタッフ個人のスキルの向上を徹底的にサポートしましょう。スキルの高い者同士は、イライラすることが自然と減るのです。

また、どうしてもスタッフに対してイライラしてしまったときは、一旦院長室に入って、水を一杯飲み、深呼吸をして「いちばん大事なことは何か」と自分に尋ねることで、落ちつきを取り戻しましょう。

**成功のMessage**
良くも悪くも、相手の反応は自分が行ったコミュニケーションの結果であることが多いものです。

## 1章　院長の不満×スタッフの不満

### 問題点　スタッフに注意したいけど、しにくい

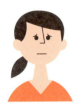

**スタッフの不満**

院長の言い方が怖いんです。
もう少しふつうに注意してくれたらいいのに……。
言い方が怖すぎて、涙が出そうになります。

**院長の不満**

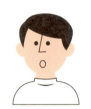

注意したいことは日々たくさんあるけれど……
こちらも相当我慢している。
どうしても見逃せないので注意すると、
すぐに泣くから注意できなくなる。

### 解決すべきこと

■ **注意の方法がわかっていない**

　厳しい内容のことを厳しく言うと、相手には怖い印象しか残らず、内容を正しく理解してもらえないことが多いというのを院長が理解していません。

■ **院長が日々我慢している**

　日々の小さい課題を話し合う文化がないので、院長は我慢をしています。院長とスタッフとの間で信頼関係が構築できていないため、スタッフは院長の注意を愛情と感じることができず、クレームや文句に聞こえている可能性が高いです。

### Dr. 黒飛 [歯科医師コンサルタント] からの アドバイス

まずはお互いの信頼関係を高めることが大事です。スタッフに泣かれることで、注意したことが直らないのは問題ですので、**主任に伝える、紙で伝える、メールで伝えるなど別のアプローチ**をしていきましょう。

### DH 濵田 [歯科衛生士コンサルタント] からの アドバイス

注意や指摘をするときに大切なのは、スタッフの気持ちやプライドを傷つけずに伝えるという配慮です。

また、注意するときに相手が泣かないように会話するためには、**注意の内容を伝えるまでの間のコミュニケーションの取り方に工夫が必要**です。「どうしてわからないんだ」と上から目線で言うと、それがたとえ事実であっても、相手の気持ちは傷ついてしまいます。たいていの人は、感情的に反応してきたり、反抗的になってしまいます。

注意するときには、「気がついているかわからないけれど……」など、あなたに悪気はないのは理解しているということが相手に感じられる話し方をしましょう。

## 具体的な解決策

### ■ 厳しい内容でも優しくていねいに伝える

スタッフに厳しく言うことで、余計に理解してもらえないことがあります。どんなに正しい内容でも、相手が委縮して正しく理解できないような態度や言い方で発言するのは問題です。しかし、優しく伝えるコミュニケーションを意識することでその多くが解決します。

### ■ スタッフのために注意していることを示す

注意することはスタッフのためでもあることを、院長もしっかりと認識し、スタッフにも伝えてください。院長も日々我慢するのではなく、小さい問題はその日に注意しましょう。

そして、注意を聞く側は「私はそのアドバイスを聞いて、どんな行動や考え方を改善する必要があるのか」と中身を理解するよう心がけることを、入職時から繰り返し伝えておきましょう。注意する側は相手に対して「そのアドバイスを聞いて、どんな行動をとらなければいけないのか？ どんなことを考えなければいけないのか？」を意識しておきましょう。

**成功のMessage**
信頼を構築することで、多くのコミュニケーションの問題は解決します。日々の仕事の中でスタッフとの信頼関係を高めていきましょう。

# 1章　院長の不満×スタッフの不満

> **問題点　新しい診療や材料などについて、院長の考え方が正しく伝わらない**

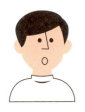

**院長の不満**

今の時代、新しい診療や良い材料の導入でどんどん歯科医院の質を上げていかないと負け組になる。
私が忙しい中、いろいろな勉強をして治療の質を高め、良い材料を検証し選んで導入しようとしている努力が、スタッフにはわからないのか……。

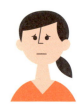

**スタッフの不満**

新しい治療や材料を導入すると、準備やアシスタント・片づけなど多くの雑務を私たちが担います。
やっと製品を覚えても、院長が次から次へと新しい材料や新しい診療を導入しようとするので、対応しきれずに困っています。

## 解決すべきこと

- **スタッフが「慣れた物を使いたい」と安定を求めている**

    使い慣れた物を使いたいという安定を求めているスタッフに対して、院長は、新しい材料や診療が治療をつうじて患者さんにどうメリットがあるのかを伝えきれていません。

- **スタッフに「新しい診療を導入しないと経営がうまくいかない」という認識が不足している**

- **スタッフが理解できるように院長から説明できていない**

    院長の目指している「最新治療を適切なタイミングで導入する」という理想のゴールが、スタッフに理解できるよう説明できていません。

## 1. スタッフとのコミュニケーションがうまくいかない

### Dr. 黒飛［歯科医師コンサルタント］からの アドバイス

スタッフには、新しい診療などの重要性は説明しないとわかりません。

導入の都度、「日々進化する新しい治療方法を適切に導入し続けないと、高い医療の質も守れないし、経営もうまくいかない」ということをスタッフにうまく伝えましょう。

**しっかりと説明する時間を持つ**ことが、ひいては時間管理になります。

### DH 濵田［歯科衛生士コンサルタント］からの アドバイス

情報も技術も進化が止まらないこの歯科業界で、院長先生が成長し続けることは、歯科医院が成長するために必須です。しかし、**スタッフには「新しい診療方法や材料＝歯科医院の質」という理解はありません。**

そこで、一部でも構いませんので、「自分が今、診療でどんなことをがんばり、どんなことを目指しているのか」ということをスタッフに聞かせてあげると、理解につながりやすいです。

## 具体的な解決策

### ■ 患者さんのための導入であることを伝える

院長は、導入する治療内容や材料の「導入する際のメリット」や「過去との商品の導入比較」などを、導入前にスタッフに説明しておきます。その治療や材料の導入が、将来的に患者さんの口腔内で良い結果を出す可能性が高くなることをしっかり伝えます。重要なのは、導入前に行うということです。

新材料を導入する際には、歯科医師が使うものでも歯科衛生士が使うものでも必ずスタッフ全員で勉強会を開催し、治療内容や材料を理解できると、スタッフも協力的になります。

### 成功のMessage

一生懸命なスタッフほど、できるだけ院長の想いや診療所で大切なことを把握したいと考えています。「わからないから言わない」ではなく、「できるだけわかるように伝えたい」姿勢を見せましょう。

**1章** 院長の不満×スタッフの不満

> **問題点** 院長とスタッフとの間で話す時間が取れていない

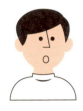

**院長の不満**

話す時間をつくってくれないって言われたけど……。
月1で会議してるし、ときどき時間があれば
話を聞いているつもり。それじゃだめなのかな？
そんなに話すこともないし。それなりに忙しいから、
長話をする時間なんてないよ。

**スタッフの不満**

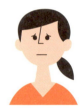

院長はきちんと話をする時間をつくってくれない。
月1の会議も、院長が一方的に話してるし……。
時間をつくってくれるのは、自分の要件を伝えたいとき。
私たちだって、毎日の診療で改善したいことや
院長に伝えたいことがあるのに……。

### 解決すべきこと

■ **院長がスタッフコミュニケーションを重要だと認識していない**

　月1の会議や自分が言いたいことを伝えるのがコミュニケーションだと勘違いしています。また、診療の忙しさを理由に、コミュニケーションを頻繁に取らなくてもよいと正当化しています。

■ **院長がコミュニケーションの手法と最大の目的を理解していない**

　お互いにどんなに忙しくても、一方通行のコミュニケーションでは良い人間関係が構築できません。情報を共有・伝達する手法や手段は、話をすることだけではありません。

## 1. スタッフとのコミュニケーションがうまくいかない

### Dr. 黒飛［歯科医師コンサルタント］からの アドバイス

診療で忙しい中、スタッフと密なコミュニケーションを取るのはなかなか難しいですよね。でも実は、コミュニケーションを取って、スタッフが働きやすい環境をつくってあげるほうが、歯科医院経営は楽になります。

また、効果的なコミュニケーションの方法は存在します。**院長もぜひ、コミュニケーションを学びましょう。**

### DH 濵田［歯科衛生士コンサルタント］からの アドバイス

コミュニケーションの量の感じ方は、院長先生とスタッフで大きな差があります。スタッフは、院長先生が思うよりもこまめなコミュニケーションを取りたいと思っています。

時間を"つくる""つくらない"だけで考えず、情報を伝える方法をみんなで工夫しましょう。例えば、特に院長先生のこだわりや考え方ですでに決定している事項は、資料でまめに**スタッフへきちんと伝える仕組みをつくる**などすれば、情報は共有できます。

## 具体的な解決策

### ■ 情報伝達の手段をルール化する

「人対人」の関係で成り立っている歯科医療では、コミュニケーションが取れていることが大事です。2人以上の団体になると、その中の規律（ルール）がないと、組織はうまくいきません。

### ■ 意識的にスタッフとの面談の時間をつくる

どんなに忙しくても、体の空く時間は必ずあります。事前にその時間をスタッフに伝えておいたり、月1の会議の他に月1回ランチに行くなどして、各スタッフとの面談の時間を取りましょう。

**成功のMessage**
会議以外にも、ミーティングを行う、壁にメモを貼る、携帯電話、LINE、ダイレクトメッセージなど、情報伝達の手段はいくらでもつくれます。

## 1章 院長の不満×スタッフの不満

> **問題点** スタッフが医院の改善点などを提案しにくい

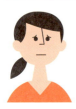

**スタッフの不満**

最近、自費希望のメインテナンスの患者さんが増えてきました。
差別化のためにも、エアフローとプラスティックスケーラーの購入を提案してみましたが、「考えておく」「要るかな？」と、受け入れてくれません。もう院長に伝える気が起きなくなりました。

**院長の不満**

医院の改善点？
何でも否定するわけじゃないけど、
「○○を買ってほしい」「他の歯科医院では○○を使っているらしいから買いたい」とか、改善点というより「買いたいもの」や「お金を出してほしいこと」ばかり。
それだけじゃすぐに採用できないってわからないの？

### 解決すべきこと

■ **経営者とスタッフがしっかりと話し合う文化がない**

　スタッフが「院長は私たちの提案を否定することが多い」と認識しているということは、お互いに話し合う文化がないだけでなく、信頼関係がないことにもつうじます。

■ **お互いの意見を交換する仕組みがない**

　一つ屋根の下で働いているのに、個々が思い思いに勝手に医療に携わっている可能性があります。このような医療機関では、問題が起きたときに「私は知らない」という状況が生まれやすく、とても危険です。

## Dr. 黒飛 [歯科医師コンサルタント] からの アドバイス

次のミーティングで、1回だけ、院長の意見を挟まずにスタッフの意見を全部聞いてみたらおもしろいことになると思います。ためしにスタッフの話を聞くだけに徹してみてはいかがでしょうか。**全員の話を聞ける簡単な仕組みをつくりましょう。**

## DH 濵田 [歯科衛生士コンサルタント] からの アドバイス

提案のない歯科医院に成長する未来はありません。スタッフの感情を逆なでするような返事をするのもいけません。あえて院長先生から「お互いに『有益な情報』をしっかり話し合う時間を設けたいんだ」と、伝えてみましょう。
**短い時間でも効果的なコミュニケーションを図りましょう。**提案の仕方が気に入らないのであれば、院長先生が理想と考えている提案方法や自分が理解しやすい提案の手段をスタッフにも伝えてあげてください。

## 具体的な解決策

### ■ お互いに提案する項目を規格化する

提案の基本ルールは、聞き手側にわかりやすく伝えることです。以下の①〜④の流れで伝えてみましょう。

①提案したい内容の頭出しをする
②それを行った結果、医院にどんなメリットがあるのか、可能性としてはどんなデメリットがあるかも伝える
③それを実行・購入する際の具体的な内容と経過のポイントを時系列で伝える
④余裕があれば自分の意見や考えを添える

### ■ 院内の誰もが安心して提案できる仕組みをつくる

例1 提案書のフォーマットを作成して、その用紙でやりとりをする
例2 院内で共有のメールを作り、その中でやりとりをする
例3 交換日記をつくり、情報交換・共有・提案を1ヵ所で行う

### 成功のMessage

本当は「良い診療をする」という同じ目標を持っており、お互いに医院の改善をしたいはず。ボタンを掛け違っているのかもしれません。いちどお互いに先入観をゼロにして、再スタートしましょう。

## 1章 院長の不満×スタッフの不満

### 問題点 スタッフの機嫌によって、アシストのやり方が変わる

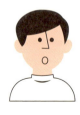

**院長の不満**

悪い人ではないんだけど、気分にムラがありすぎる。
ご機嫌なときはいい仕事をしても、
不機嫌なときには、診療に集中できないような
雑なアシストをすることもある。
スタッフの気分のムラに振り回される診療はこりごり。

**スタッフの不満**

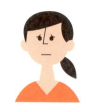

院長は私たちの気持ちに鈍感すぎるんです。
ただでさえ患者さんが多くて忙しいのに、
新患や急患を容赦なく入れて
治療まで開始してしまいます。
私たちが怒っているのが全然伝わらないんです。

### 解決すべきこと

■ スタッフの感情に経営者が振り回されている

　歯科医師がスタッフに気を遣って診療に集中できないと、治療そのものにミスが発生する可能性があります。そのミスは結果的に患者さんに大きな不利益を与えます。
　歯科医師や患者さんの状況を考えず、自己主張や感情の起伏が激しいスタッフに悩む院長は多いものです。「どうしてそうなの？」と嘆く感覚を捨て、こと細かく指示をしたり、言うべきことをきちんと伝え、院長が理想とする働き方をしてもらいましょう。

### Dr. 黒飛 [歯科医師コンサルタント] からの アドバイス

　このような状態ですと、診療時間が適切な時間より長くなっている可能性があります。結果、診療できる患者数が少なくなり、売上の減少につながる可能性があります。**いちど診療を止めてでも、しっかりとミーティングをして、**解決しないといけない大きな問題です。

### DH 濱田 [歯科衛生士コンサルタント] からの アドバイス

　スタッフの気持ちも大事ですが、スタッフが不機嫌にしていることは患者さんにも伝わります。まずは、院長先生がスタッフに、自分の考える「望ましい態度」がどのようなものなのかを明示し、その態度と現状のスタッフの態度がどう違うのかなどについて、**話し合う時間を設けましょう。**

　アシスタントの方法についても、院長先生のこだわりを言葉や資料にまとめて、スタッフに伝える時間をつくりましょう。

## 具体的な解決策

### ■ 歯科医師の立場に立つ経験をしてもらう

　歯科医師が安心して治療に取り組める環境の重要性を、繰り返し浸透させましょう。「スタッフの立場や日々のサポートが、歯科医師が治療に集中するために非常に重要」であることをスタッフに実感させるワークを行います。スタッフに歯科医師役をさせ、治療中どんなアシスタントをしてもらうと仕事がしやすいのか、助かるのか、など、「チーム医療」を考えさせるのです。

### ■ 医療人としてあるべき価値観を共有する

　スタッフのプロ意識の低さを嘆くよりも、院長としてより良い仕事ができるような取り組みをしましょう。働くことはどんなことであるのか、医療人としてどのような価値観を大切にしなければならないのか、その価値を大切にしてどのような医療人として成長していくのか、など、医療機関で働くことの意味や価値観の理解を高める時間を設けましょう。

#### 成功のMessage
歯科医療のほとんどは、歯科医療者1人の力では完成度の高い治療ができません。助け合いの文化をつくりましょう。

# 1章 院長の不満×スタッフの不満

> **問題点** スタッフが呼びに来ないから患者さんを待たせてしまう

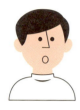

**院長の不満**

私も学会のスライド作成や、大学関係の連絡、歯科医師会の仕事でいろいろと忙しいんだけど、別に気にせず、呼びに来てくれたらいいのに……。

**スタッフの不満**

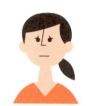

院長が診療中、よくいなくなってしまう。
患者さんを待たせているし……。
でも院長室にも入れないし、
呼びに行っていいかどうかわからないんです。

## 解決すべきこと

■ いつでも呼びに行ける信頼関係が構築できていない

　スタッフが院長に遠慮をしているということを、院長が正しく理解していません。この状態が長く続くと、院長は、スタッフの本音を聞ける環境を手に入れることが難しくなります。

### Dr. 黒飛 [歯科医師コンサルタント] からの アドバイス

　診療中に院長が院長室に入ったときのルールづくりをすれば、お互いストレスがなくなると思います。スタッフに「**いつでも呼びに来ていいよ**」と伝えると、スタッフは救われるでしょう。

### DH 濱田 [歯科衛生士コンサルタント] からの アドバイス

　「別に呼びに来てくれたらいいのに……」と言われても、それを真に受けて院長先生を呼びに行けるほど強気なスタッフはそう多くありません。院長先生から、もう少し**スタッフを受け入れる雰囲気を**つくってあげてください。院長先生自身が、スタッフが自分を呼びに来ることに抵抗があるうちは、良いチームとしての動きが期待できません。

　「私も集中すると患者さんが来たのになかなか気がつかなかったりするから、そんなときは遠慮しないで内線で呼ぶとか、院長室のドアを叩いて声かけして」と、こんなときにどう動けばよいのかを具体的に伝えてあげましょう。

## 具体的な解決策

### ■ どんな手段でも院長を呼べるようにする

　スタッフが院長室に入れても入れなくても、いつでも院長を呼んでいいというルールを基本にしてください。

　院長を呼ぶための手段としては、院長室に直接呼びに行くだけでなく、院長室に内線電話をするという方法もあります。

　さらに、院長が長い時間患者さんを待たせたとしても、スタッフはイライラした姿を患者さんに見せずに会話をするなど、おもてなしの心で患者対応ができる研修もしておきましょう。

**成功のMessage**

院長とスタッフとの間では、お互いに好かれることを求めるより、お互いに伝えたいことを伝えて、信頼していこうとする関係を育てましょう。

1章　院長の不満×スタッフの不満

## 問題点　スタッフとの連絡にLINEを使うがうまくいかない

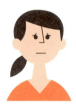

**スタッフの不満**
LINEの一斉メールが院長から頻繁に来るので、既読スルーは申し訳ないと思っていますが、見るのが精一杯です。

**院長の不満**
ついついミーティングで伝えるのを忘れちゃうから、忘れないようにLINEで送っているだけ。
特別、返信をくれるわけではないのに、どうして文句を言うのかな？

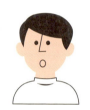

### 解決すべきこと

■ LINEでの連絡についての認識が院長・スタッフ間で違う

　院長は「読んでくれればいい」程度に考えていますが、スタッフ側からすると、就業時間外に仕事の連絡が来ても、読むことすら大変だと感じています。

■ 院内でのLINEの使い方やルールが決まっていない

　院内でLINEの使い方やルールが決まっていないと、スタッフにしてみればプライベートを侵されたという感覚に陥ってしまいます。ぜひ、スタッフと話し合って、使い方とルールを決めましょう。

## 1. スタッフとのコミュニケーションがうまくいかない

### Dr. 黒飛［歯科医師コンサルタント］からの アドバイス

LINEは便利ですが、就業時間外に仕事をさせてしまったり、プレッシャーを与えてしまうことがあります。プライベートの時間まで仕事と思われる可能性がある場合は、歯科医院内での業務連絡の手段としてはあまりおすすめしていません。**利用するなら院内でのルールを決める**とよいと思います。

### DH 濱田［歯科衛生士コンサルタント］からの アドバイス

便利なものでも、使い方を誤ると乱暴なコミュニケーションツールになってしまいます。LINEを使って仕事での情報を共有するのであれば、具体的に「どう利用するのか」がわかるルールをつくってからにしましょう。

筆者はスタッフと日頃LINE以外の方法でやりとりをしています。LINEを頻繁に使うスタッフやクライアントは、臨床現場においても慣れてくるとていねいに会話することを忘れたりします。

## 具体的な 解決策

### ■ 連絡は誰が読んでも具体的に理解できる文章で書く

過不足ない情報を共有できるように、発信者は受信者に伝わりやすい文章で送るようにしましょう。

また、宛先は全員なのか、個人なのか、返信は必要なのか、不要なのか、緊急に回答が必要なのか、など、誰が見ても具体的に理解できるように書くことをおすすめしています。

### ■ ふさわしい手段を選ぶ

LINEではなくメールやFacebookのほうがわかりやすい場合も多くありますのでご注意ください。

代表的な連絡ツールのそれぞれの特徴は以下のとおりです。

LINE：既読率が高い
メール：相手の時間を邪魔しない
Facebook：他の人とのつながりが利用できる

**成功のMessage**
LINEはプライベートでしか使いたくないスタッフもいますので注意が必要です。

**1章** 院長の不満×スタッフの不満

## 問題点 スタッフ同士の年齢が離れていて、話が合わない

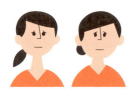

### スタッフの不満

**パターンA：後輩→先輩**
10歳も歳の離れた○○さんとは、全然話が合わないので、二人きりになるとキツいんです。

**パターンB：先輩→後輩**
10歳も歳が離れた△△さんと話してると、どうしても会話にならないのでキツいです。

### 院長の不満

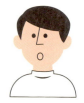

歯科医院には色々な人が勤務してるんだから、スタッフ同士、話が「合う」「合わない」じゃなくて誰とでもうまくやってほしいんだけど……。
キツいって言うけど、俺だって自分の娘世代との話題はキツいよ。工夫すればどうにかなるんじゃないの？

## 解決すべきこと

■ お互いに立場の違いをしっかりと理解していない

　経営者として、「スタッフとスタッフ」の間でもコミュニケーションが取りにくいことが多いというのを理解しようとしていません。
　院長本人は、経営者としてスタッフとコミュニケーションを取らざるをえないため、工夫できているかもしれません。しかし、スタッフは自分の立場を尊重する視点で話をしてくる人がほとんどです。
　この問題をしっかり解決しないと、結果的には板挟みになり、双方の感情に院長が振り回されてしまうことが懸念されます。

### Dr. 黒飛 ［歯科医師コンサルタント］ からの **アドバイス**

　パターンAで、年上のスタッフと「話そうと思えば話せるけど、話していない」という状態であれば、改善の余地があります。しかし、本当に年上のスタッフとの会話ができないのであれば、そのスタッフは年齢の離れた患者さんとも会話ができない可能性があります。気をつけて観察されるとよいと思います。

### DH 濱田 ［歯科衛生士コンサルタント］ からの **アドバイス**

　「仕事上で」「院内で」「仲間と」「上司と」「患者さんと」話すとき、まずは相手に心を開いてもらえるよう自分の表情や声、態度に注意を払い、ていねいに会話することを心がけさせてください。
　筆者の会社には20～60代のスタッフが所属していますが、年齢の差異を超えて仲間とコミュニケーションを取る基本は、誰との会話においても、**①先入観を持たない、②公平に、③頭は冷静に心と言葉はやさしく、**です。これらを「がんばろうね！」と共育の気持ちで繰り返し伝え続けています！

## 具体的な解決策

### ■ 相手との関係性を改善する「ポジション・チェンジ」を試す

　歯科医院では幅広い年齢層のスタッフが働いています。同じ空間で働く人同士が、個々の差異を超えてしっかり向き合うことが必要になります。しかし、私たちは知らないうちに、どんな出来事も発言も自分の基準からしか考えられなくなりがちで、このことが人間関係のもつれを生みます。

---

**「ポジション・チェンジ」の方法**

　いすを2つ置き、「A（先輩）」「B（後輩）」「C（善意の第三者）」の3つのポジションを用意。
　まず、Aに先輩が座り、Bに関係を改善したい相手がいるとイメージをし、その場で、いつものやりとりを再現する。その際、Bはどんなことを言い、どんなふるまいをするかを思い出す。
　次は、AがBの位置へ移動し、Bになりきりどんな感じがするかしっかり意識する。Aにいるはずのあなた自身の「キツい」という雰囲気が、Bからどのように見えるかを感じ取る。
　最後に、Cの位置に移動し、第三者（傍観者・仲間・院長）の立場から、AとBのコミュニケーションの様子がどう見えるかをイメージする。

---

**Keyword 「ポジション・チェンジ」**
ポジション・チェンジとは、自分側の見方からいちど離れ、相手の目線や第三者の目線を獲得し、さまざまな出来事を多様な観点でとらえることができるようになる手法です。

# 1章 院長の不満×スタッフの不満

## 問題点 歯科衛生士と歯科助手の関係に溝がある

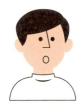

**院長の不満**

歯科衛生士と歯科助手の仲が悪すぎて、
どうにかしたいが、うまくいかない……。
どちらもよく仕事をするし、いい人だと思う。
でも、些細なことで意地を張ったりして、
対立してしまう。どっちも大切なスタッフなのに……。

**スタッフの不満**

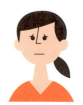

院長が、歯科衛生士と歯科助手の仕事や立ち位置を
全然決めないから、いつもそのときいるスタッフの中で
性格のキツい人や声の大きい人に
人間関係が乱されるんです。
本当は全員が仲が悪いわけではないのに……。

## 解決すべきこと

■ 院長が、仲が悪くなっている原因をわかっていない

　歯科衛生士と歯科助手の仲が悪いことがいちばんの問題ではなく、どうして仲が悪くなっているのか、その原因がわからないことが問題です。
　仲が悪い人同士が一つ屋根の下で働く状況を放置した結果、その後、どんなに性格のいい人が新しく入ってもすぐに辞めてしまったり、もし続いたとしてもつねに歯科衛生士と歯科助手の間でのトラブルが絶えなくなります。

## Dr. 黒飛 [歯科医師コンサルタント] からの **アドバイス**

この状態を続けていけば、患者さんにも悪影響です。**早い段階で、なぜ仲が悪いのか明確にしましょう。**話を聞けるスタッフに、仲が悪い理由を聞いて、その原因について対策していくことが大事です。

## DH 濵田 [歯科衛生士コンサルタント] からの **アドバイス**

知らない間に、経営者としてスタッフをひいきしていませんか？　今回のケースでは、スタッフが歯科衛生士と歯科助手という職種できれいに2つに分裂していました。スタッフは院長の差別を敏感に感じ取ります。歯科衛生士ばかり評価すれば、診療を支えている歯科助手は不愉快になります。歯科助手ばかり評価すれば、経営に貢献している歯科衛生士が不愉快になります。

歯科衛生士と歯科助手は、経営者にとっても診療の現場においてもその役割が違い、どちらも大切な存在です。**職種を超えて助け合いがんばってほしいということを伝え続けましょう。**

## 具体的な解決策

### ■ 立場の差別化をするかしないかを明確にする

中途半端なスタイルがいちばんよくありません。歯科衛生士と歯科助手で立場を差別化すると決めたら、「名札をつけて役職を明確にする」「白衣を変えて立場の違いをわかりやすくする」などしましょう。

反対に、あえて全員区別しないのであれば、「白衣を職種関係なく全員同じものに揃える」「名札に職種を書かない」など決めましょう。

歯科医院として、各職種をどのように考えているのかをはっきりさせて、スタッフ全員に伝えることが大切です。

### 成功のMessage

採用した時点で、必要なスタッフです。歯科衛生士も歯科助手も、お互いに役割があるということをしっかり伝えておきましょう。

**1章** 院長の不満×スタッフの不満

## 問題点 正社員・アルバイト間で、役割についてもめている

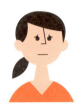

**スタッフの不満**

正社員の先輩たちは、出勤時間は早いのに、着替えたあと診療ぎりぎりまで医局から出てこない。アルバイトの私ばかりがいつも準備したりしている。もう少し手伝ってほしい。

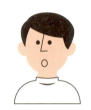

**院長の不満**

こちらとしては、正社員とかアルバイトとかで仕事の内容を特別分けているわけじゃない。文句を言っていても何も解決しないんだから「手伝ってください」って、お願いすればいいのに。

## 解決すべきこと

■ 仕事の仕方・仕事の進め方・仕事の役割分担が不明確

　この問題は、全国の歯科医院でとても多い問題です。
　歯科医院にはさまざまな人が働いています。アルバイトも正社員も、それぞれの役割や仕事の割り振り、どこまでが自分の判断でできてどこまでが院長や正社員の判断が必要なのかなどを決めておかなければ、人間関係の問題と同時に仕事のミスにもつながります。

## 1. スタッフとのコミュニケーションがうまくいかない

### Dr. 黒飛［歯科医師コンサルタント］ からの アドバイス

ルール・就業規則などが明確になれば、文句を言われることが減ります。誰がどの仕事をするかの**役割分担**を、ミーティングで決めましょう。

### DH 濱田［歯科衛生士コンサルタント］ からの アドバイス

正社員やアルバイトという雇用のスタイルではなく、「朝の仕事は何なのか？」「それをどうすることが診療前の理想的なあり方なのか？」を決めましょう。そして「それを全員で共有する研修をするので、誰が新しく入職しても取り組めるようにしようね」と伝えましょう。

**正社員・アルバイトというのは、あくまでも働く人の雇用形態**であり、治療を受ける患者さんにとっては関係ありません。

## 具体的な解決策

### ■ 仕事の内容を書面にする

「入職してから2週間以内に習得する内容」「3ヵ月以内に習得する内容」「仕事の仕方・進め方・役割分担」などは、誰が入職してもわかるようなマニュアルを作成しておきます**（P.170付表1参照）**。

そして、マニュアルの元となる資料は、手間がかかっても必ずパソコンで打って基本のデータを作成しておきましょう。その情報をつねに新人に更新してもらうことで、次に入職した人が使える財産になります。

また、それらを明確にすることで、正社員・アルバイト間でもめることもほとんどなくなります。まずは、スタッフ全員で院内にある仕事のリストを書きだして、院内の仕事を明確にしましょう。仕事のリストを書き出す際の役割分担が、いずれマニュアル作成にも役立ちます。

### 成功のMessage

歯科医院の中にある仕事は、どんなことでも全員が「私がやります」「手伝いましょうか？」と、率先して助け合う文化のある組織をつくってください。

1章　院長の不満×スタッフの不満

## 問題点 院長がスタッフ内の人間関係を把握できていない

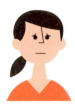

**スタッフの不満**

院長は、チーフや事務長とばかり話をしていて、私たちに全然関心を持たない。
私たちがどんなことで苦労して協力したり、どんなことでもめたのかわからないって……当然よね。

**院長の不満**

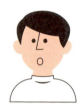

スタッフの組合せによって、空気の良し悪しがあるから、なんとなくスタッフ同士の仲の良し悪しはわかるけど……実際は誰と誰が仲良くしていて、誰と誰がもめているのか、よくわからない。

### 解決すべきこと

■ 院内ですでに「もめている」内容を、経営者が知らない

　院内ですでに「もめている状況がわかるほどのスタッフの仲の悪さ」を雰囲気的にはとらえているのに、「誰と誰がもめているのか」「もめている内容は何か」を経営者である院長はわかっていません。
　スタッフ同士の仲の悪さやもめている雰囲気は、患者さんにも伝わっているものです。患者さんに気を遣わせるような医療機関であってはいけません。

## Dr. 黒飛 [歯科医師コンサルタント] からの アドバイス

先生が話しやすいスタッフから、もめている理由を聞き出しましょう。

しかし、状況がわからないまま院長が無神経な発言をしてしまったり、すでに、本人たちの仲が改善に向かっているタイミングで入ったりすると話がややこしくなる場合もあります。間に入るかどうかの見極めが必要です。

また、**このような状況を生み出さないための定期的な面談を行う**こともおすすめです。

## DH 濵田 [歯科衛生士コンサルタント] からの アドバイス

スタッフ同士がもめているというのは、どういう状況からわかりましたか？もし、仕事をしている雰囲気からわかったのであれば、診療にも悪影響が出ます。「スタッフとスタッフがもめる」「院長のことでスタッフがもめる」「働き方のことでスタッフがもめる」など、いろいろなパターンがありますが、ほとんどの場合、「相手の常識がこちらの非常識」という部分で、もめごとが大きくなるものです。**面談して、まずはそれぞれの話を聞きましょう！**

### 具体的な解決策

■ **女性スタッフの心の動き方をふまえて接する**

人間関係などで何かあったときに、男性の場合は1人になって気持ちを整理しようとする傾向があります。院長から根掘り葉掘り聞かれるより、黙って見守ってもらうほうがありがたいのです。

ところが、女性の場合は「何かあったの？」「どうした？」など、少しかまってほしいと思っているものです。話を聴いてもらうだけで気持ちの負担が少し軽くなるなどの特徴があります。その点を忘れずに、適度に声をかけましょう。

**成功のMessage**

もめている＝お互いに良くなりたいという想いの表れで、良いことです。その状態を乗り越えれば強い絆が生まれます！　定期的に簡単な状況説明や報告をし合う時間をとりましょう。

# 1章 院長の不満×スタッフの不満

## 問題点 スタッフ同士のもめごとに、院長が挟まれている

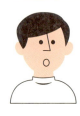

**院長の不満**

スタッフ同士でもめるたび、
どちらからも相手の悪口を聞かされて、
板挟みになるけれど……
こんなときは院長としてどう対応したらいいの？

**スタッフの不満**

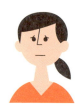

院長は、いつも話を冷静に聴こうとしてくれない。
私たちスタッフがお互いに譲れないときにこそ、
リーダーシップを取って解決してほしいのに、
院長はその場にいようとしません。
きっと、何でもめてるのかすらわからないんでしょうね。

## 解決すべきこと

■ 院長が本来の立場とは違う感覚を持っている

　院長は本来リーダーシップを取る立場です。「もめているスタッフ双方の悪口を聞かされている」と院長が感じていることが大きな問題です。見方を変えたら、「悪口」は「お互いに改善すべき部分」かもしれません。

　放置することがいちばんよくありません。板挟みでいる状態だと、院長が本来リーダーシップをとって歯科医院をまとめる立場とは異なってしまいます。

### Dr. 黒飛［歯科医師コンサルタント］からの アドバイス

歯科医院に理念やルールなどの判断基準があれば、院長はそれに沿って判断できるようになり、片方の肩をもたなくて済むようになります。まずは、「こういうときはこうする」という**ルールを作りましょう**。

### DH 濵田［歯科衛生士コンサルタント］からの アドバイス

経営者として**「改善の提案や現状把握のための時間は設けるが、悪口は聞かない」**という態度を貫いてください。

また、「情報としては聞いておくけれど、それに関して片方の話だけで動くことはできない」、「人は誰でも育ってきた環境で価値観や評価が変わるけれど、多くの時間を一緒に過ごす仲間を尊重できるよう、お互いに差異を超えて理解しあう時間を設けるから、いちどしっかり話し合おう！」と双方に伝えましょう。

## 具体的な解決策

### ■ 感情を優先するスタッフに全員が大切だと理解させる

経営者である院長は、仕事や臨床を中心とした生活を送っている人が多いです。「自分の医院が外からどう見えるか？」など、外からの評価も気にしています。

しかし、特に女性が多い歯科医院のスタッフは、仲間より仕事より自分の気持ちを優先させがちです。仕事の大切さ以上に大切にするのが、自分の気持ちや人間関係です。

ときどき歯科医院の全員で食事に行き、普段とは違う組合せで座らせる、非日常の空間をつくりお誕生会をするなどして、「院長にとって全員が大切なスタッフである」ということを理解させましょう。

#### 成功のMessage
スタッフには、それぞれに自分の正義があります。ただ、それを主張するのではなく、お互い尊重できる気持ちを大切にしましょう。

**1章** 院長の不満×スタッフの不満

> **問題点** できるベテランスタッフの
> 後輩スタッフへの話し方がキツい

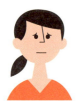

**スタッフの不満**

先輩の言い方がすごくキツいんです。
内容はもっともですが、とにかく捨て台詞のように
「なんで○○なの !?」「はやくしてよ !」
「なにだらだらやってるの !?」って……。
先輩だってできていないこともあるのに……。

**院長の不満**

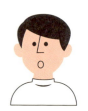

仕事をさぼらない、細かいところに気づくなど、
仕事ができる先輩スタッフを評価してるんだ。
言い方がキツいくらいだったら
後輩の方が我慢してくれ……。

### 解決すべきこと

- 「仕事ができれば多少キツくしてもよい」と許している

　　良い雰囲気は容易に感染しますが、悪い雰囲気や習慣も容易に感染します。キツい話し方を院内で許し続けていると、仕事ができる・できないに関係なく、態度や発言のキツい人たちが誕生します。

### Dr. 黒飛［歯科医師コンサルタント］からの アドバイス

両方のスタッフに平等に伝えたらよいと思います。先輩には、「言い方を少し改善した方が伝わるよ」と。後輩には「もっともなところは、改善していったらいいよ」と。**両方のスタッフに平等に努力を求めたらどうでしょうか。**

### DH 濵田［歯科衛生士コンサルタント］からの アドバイス

仕事ができるならキツくても仕方がないと許容している経営者は多いのですが、実際には、そのスタッフの存在によって患者さんや多くの他のスタッフが嫌な思いをしていることがほとんどです。

当たり前のようにキツい言い方をするスタッフを放置しておくと、その雰囲気は容易に他のスタッフにも感染していきます。キツく指導されたスタッフは、いずれ自分に後輩ができたとき、自分が教わったように新しい人をキツく教えてしまいがちで、危険です。

## 具体的な解決策

### ■ 双方に考え方の改善を促す

後輩スタッフに対しては、先輩の言い方のせいにせず、今は素直に先輩からの貴重なアドバイスを理解し改善する大切な時期だということを伝えてください。また、先輩の言い方によって気持を惑わされないようにということも伝えるとよいでしょう。先輩スタッフにも、言い方を気をつけるように伝えましょう。

---

**ドクターメラービアンの好意の法則**

UCLA（カルフォルニア大学ロサンゼルス校）の心理学名誉教授であるアルバート・メラービアンが、1971年の著書『Silent messages（非言語コミュニケーション）』の中で発表した研究に、「メラービアンの法則（別名7-38-55ルール）」と呼ばれるものがあります。

これは、特定の状況下において言葉・聴覚・視覚情報が矛盾した場合、相手が重視するのは「言葉によるメッセージが7％、声のトーンや口調が38％、ボディーランゲージや見た目が55％」であるというデータを出しました。

会話の内容そのものが7％だと考えると、残り93％の非言語コミュニケーションの影響力がいかに大きいか、スタッフに伝えてあげましょう。

---

**成功のMessage**

先輩スタッフには、さらに、本当に強い人はいつもやさしくいられる人だということを伝え、考えを改めてもらいましょう。

**1章** 院長の不満×スタッフの不満

> **問題点** 院長がスタッフ教育を面倒だと感じている

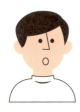

**院長の不満**

スタッフを育てるのも大変。
できればあまり面倒なことをしたくない。
自分ひとりでは限界があるし……診療に集中したいよ。

**スタッフの不満**

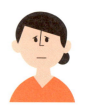

育てるのが大変って……。
いつも新人が入ったときに教えているのは私たちです。
院長は「任せるから」って、特別何もしてないですよね。

## 解決すべきこと

■ スタッフが育つ仕組みを院内で整備していない

　スタッフにどうなってほしいのか、そのためにはどんな教育が必要なのかが決まっていなければ、スタッフは育ちにくいです。
　ゴールとカリキュラムがあると、スタッフは将来が見えて、育ちやすくなります。

## Dr. 黒飛 [歯科医師コンサルタント] からの アドバイス

そもそも採用の時点で、その人にはどれくらいの教育が必要かを考えてください。**採用した人によって、必要な教育の方法や量が異なる**ことを理解して、採用活動に取り組みましょう。

## DH 濵田 [歯科衛生士コンサルタント] からの アドバイス

組織が5名以下の時には自分でスタッフを育てることができますが、組織が大きくなると思うようにスタッフに関わる時間が取れません。マニュアルを作成しましょう。
**マニュアルは、新人教育にも有効ですが、人を育てるときにもおおいに役立ちます。**日々安心して仕事ができるための仕組みをつくるには、ある程度の臨床経験があったり、まとめることができる人材が必要です。それが難しい歯科医院では、コンサルタントなどにマニュアル作りを依頼するのもよいでしょう。

## 具体的な解決策

### ■ マニュアルを作成する

いつでもどのスタッフでも同じような結果が出せるためのマニュアルがあれば、スタッフが早く成長することが可能となります。最初に作るときは大変ですが、いちど作ってしまえば、後は簡単な改変で済みますので、時間の削減になります。

### ■ スタッフにミッションと役割を与える

スタッフを育てるのは誰が担当しても大変です。しかし、スタッフに具体的なミッションと役割を与えることはそれほど難しくはありません。
新人スタッフの育成は、入職3日目までに試用期間中の課題を明確に伝え、3ヵ月以内である程度のことができるよう練習させましょう。

### 成功のMessage
スタッフを輝かせるのも、そうしないのも、院長、歯科医院次第です。

## 1章　院長の不満×スタッフの不満

> **問題点　スタッフが患者さんにはいい接遇をするのに、院長に対してはそうでない**

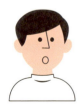

**院長の不満**

患者さんには優しい話し方をするし、
すごくいい笑顔をするし、ものすごく対応がいいのに、
私には目を合わせないで返事したり、
不機嫌そうな顔をしたりと残念な態度なのはどうして？

**スタッフの不満**

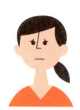

院長は身内じゃないですか………。
私たちは患者さんに笑顔で対応するのが精一杯です。
院長への態度までいちいち注文されるようだと、
やる気がなくなります。

### 解決すべきこと

■ 経営者に残念な態度を平気で取れるスタッフがいる
- ☑ あきらかにイライラした態度を取る
- ☑ 不機嫌な顔をする
- ☑ 言葉がキツい
- ☑ 目を合わせない
- ☑ 返事をしない
- ☑ にらみつける　など

本来は試用期間中に解消すべき態度やマナーを身に付けていないスタッフが雇用され続けていることが問題です。

■ 経営者である院長がスタッフに尊敬されていない

歯科医院経営の最高責任者に対して残念な態度を取るスタッフがいることは、歯科医院経営の視点から見るとよくない状況です。

## Dr. 黒飛［歯科医師コンサルタント］からの アドバイス

　まずは、患者さんに良い対応をしているだけでも、そうでない歯科医院よりはよいと考えることもできます。
　しかしながら、上司である院長に対してそんな態度のスタッフがいると、患者さんにも他のスタッフにも伝わりますので、院長とスタッフが仲良くできるようにしていきましょう。

## DH 濵田［歯科衛生士コンサルタント］からの アドバイス

　私たちの仕事においては、患者さんの不安を安心に変えることが最初にできるサポートです。患者さんが自分の口腔を預けようと考えている院長先生に対するスタッフの態度は、患者さんに日々評価されており、それも患者さんの安心につながるものなのです。
　ですから、院長先生への対応も、つねに意識して気をつけるようにしてもらえる環境をつくりましょう。そのためにまず、スタッフの態度に振り回されず、**院長先生がつねに明るい態度でお手本を見せて**あげてください。

## 具体的な解決策

### ■ 良い接遇は訓練で獲得させる

　患者さんに心からあいさつができる人というのは、患者さんから去るときの横顔にも笑顔が保たれています。こうした患者対応・院内対応のほとんどは、訓練によって習得することができます。特に、あいさつ・笑顔・話し方・返事の仕方は、スタッフが入職して早い段階のうちに、院内で決めている合格ラインに達するまで練習させましょう。
　「はっきりとした声で明るくあいさつを自分からする」が合格ラインだとしたら、はっきりした声を出すために母音をしっかり響かせる、あいさつは笑顔をつくる→声をかける→30度の角度でお辞儀をするという流れで行うなど指導します。

**成功のMessage**
どんな相手に対しても、頭は冷静で心が優しい医療人でありましょう。

# 1章 院長の不満×スタッフの不満

## 問題点 スタッフが患者さんとあまりコミュニケーションを取らない

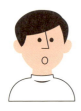

**院長の不満**

患者さんに比較的身近な存在であるスタッフには、患者さんともっと積極的にコミュニケーションを取ってほしい。
私より話す機会は多いんだから……。

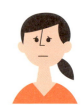

**スタッフの不満**

院長は、「患者さんともっとコミュニケーションを取れ」と言いますが……
話題はそう簡単に見つからないし、
何を話せばいいんですか？

## 解決すべきこと

■ 患者さんとのコミュニケーション方法を指導していない

　多くの院長から相談される悩みではありますが、「患者さんに対して、どんなときに何を話すのか？」「どんなときは雑談でよいのか？」などを歯科医院として決めていないことが問題です。
　また、私語の禁止と患者さんとの会話の区別が明確にできていない人も多いです。

## Dr. 黒飛 [歯科医師コンサルタント] からの アドバイス

スタッフに「**患者さんとコミュニケーションを取ることで喜ばれる**」体験を積ませてください。
まずは、コミュニケーション方法を簡単にマニュアル化し、ロールプレイングで練習させて、ほめて伸ばしてあげるといいと思います。

## DH 濱田 [歯科衛生士コンサルタント] からの アドバイス

患者さんが「この歯科医院を選んでよかった」と思う条件に、スタッフの存在があります。**自己紹介や患者さんとの会話の始め方などは、研修を行って入職後早い段階で身に着けさせましょう。**
研修内容としては、「あいさつ」「自己紹介」「歯科医院の説明」「診療の事前説明」「術中説明」「術後説明」のほか、「話す力」「聞く力」「理解する力」などを養うことでコミュニケーション能力を高めます。

## 具体的な解決策

### ■ 医院として具体的な話題をつくっておく

患者さんとの話題の切り口を、いくつか院内で用意しておきましょう。良いコミュニケーションは患者さんとの良い関係を構築してくれます。

- 医療機関としてお伝えしておく必要があること
  例：歯科医院の理念、キャンセルや中断の考え方 など

- 目の前の患者さんに個別に伝えておく必要があること
  例：現在行っている治療内容、それに関する情報 など

- これから歯科医院で治療を受け続ける際に
  患者さんが知っておいたほうがよいこと
  例：治療後に定期健診があること、自費診療と保険診療があること など

### 成功のMessage
コミュニケーションには、言葉を活用した「バーバルコミュニケーション」と、言葉を使用しない「ノンバーバルコミュニケーション」があります。

**1章** 院長の不満×スタッフの不満

## 問題点 スタッフが言ったことしかやらない

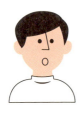

**院長の不満**

今のスタッフはこちらが頼んだことや
言われたことしかやらない……。
日々の臨床の中でスタッフの役割はたくさんある。
なのに、自分で積極的に仕事を探さなくて困る。

**スタッフの不満**

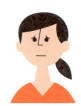

院長から指示されたことはきちんとしています。
言われたこと以上に何かしなければならないんですか？
……その評価って、どうなんでしょうね。

## 解決すべきこと

■ 役割に関する仕組みがないのに文句を言い合っている

　院長がスタッフに対して求める役割と、スタッフが理解している自分の役割にズレが生じています。しかし、お互いが相手に求める役割を知る仕組みがありません。

## Dr. 黒飛 [歯科医師コンサルタント] からの アドバイス

スタッフが言ったことをやってくれるなら、言えばいいんじゃないでしょうか。言ったこと以上を普通のスタッフに求めるのは酷な場合があります。言ったこと以上を求めるのであれば、教育やシステムが必要です。

## DH 濱田 [歯科衛生士コンサルタント] からの アドバイス

新人の頃は言われたことをやればOKです。ただし"正確に"です。勤務が1年を超えたら、言われたことを正確に"早く"できるようになるといいですね。

3年以降は、言われたことも言われていないことも自分から気がつくような仕組みをつくってください。**誰もが自分で積極的にできるようにサポートしてあげてください。**

歯科医院にとっての問題児は、「言われたことさえやらない人」です。

## 具体的な解決策

### ■ 気になることをリスト化する

院長の過大な期待は、スタッフ全員にストレスを生みます。頼んだことが正しくできていない場合は、本人に正しく実行する簡単な資料を作成させましょう。

感覚的にスタッフに対して不満を持つというのは、院長自身にとってムダなストレスにしかなりません。気になることは、具体的にリスト表などで情報を共有して取り組みましょう。

| 日付 | 内容 | 院長 | 改善 |
|---|---|---|---|
| 8/1 | 水回りが汚い | | |
| 8/2 | 水曜はラボに連絡 | | |
| 8/5 | 返事が小さい | | |
| 8/9 | 発注忘れ | | |

気になることリストの例

### ■ 職務評価表を作成する

筆者ら(エイチ・エムズコレクションとデントランス)が作成した職務評価表では、受付・歯科助手・歯科衛生士・勤務医など職種別に項目を区分し、1〜5の5段階で評価できるようになっています(P.171付表2参照)。

### 成功のMessage

小さいことの積み重ねをお互いに軽視しないことが大事です。もし気になることがあれば、お互いに短くても時間を設けて、しっかり話し合いましょう。

# 1章　院長の不満×スタッフの不満

> ## 問題点　スタッフの「はい」という返事はよいが、実際にはできない

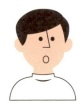

**院長の不満**

返事はいいけど、行動ができてないんだよね。
雰囲気は悪くないし「わかりました」と笑顔で答えたり、
「はい」と感じのいい返事をしたりするのに、
実際に行動に移すとまったくできていない。

**スタッフの不満**

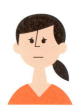

わかってはいます。
でも、できるのとは違いますよね。できるようになりたいです。
でも、そんな余裕ないです。

## 解決すべきこと

- **院長が、相手の理解の度合いを確認できていない**

  「返事があった＝理解できた」ととらえてしまっています。スタッフ側からすれば、「返事をした＝指示を聞いた」程度ですので、「知っている」と「できた」の差が生じます。

- **スタッフは、自分の理解の度合いを院長に伝えていない**

  院長に対して「理解はできているけれど、まだできない」などの本人の事情を伝えなければ、院長が誤解するのも無理はありません。

## Dr. 黒飛［歯科医師コンサルタント］ からの アドバイス

　スタッフを信頼しても、スタッフの仕事を信用してはいけません。「わかった」という言葉を信じてはいけません。
　本当に理解したかどうかを確認して、最後は院長が再確認することに慣れましょう。**言葉ではなく、結果で評価していきましょう。**

## DH 濱田［歯科衛生士コンサルタント］ からの アドバイス

　仕事のゴールを「知らない→わかった」だと考えてしまうスタッフがいます。仕事のゴールは、「わかった→できるようになる」ことが大切です。
　しかし、本人の努力だけではそのレベルに達成できるとは限りませんので、**日々の教育でサポートしましょう。**仕事は「余裕がある・なし」の問題ではなく「理解したあと、どう実行できるようになっていくのか」です。

## 具体的な 解決策

### ■ スタッフの「わかりました」のレベルを把握する

　「わかりました」には、

①「言っていることはわかりました」
②「言っている意味はわかりました」
③「言っていることをどうすればいいかわかりました」

の、3つのレベルがあります。
　指示した内容を復唱させるなど、スタッフの「わかりました」がどのレベルかをつねに確認しましょう。

---

**成功のMessage**

「はい」だけだと何がわかったかが確認できません。「はい。○○ですね」と用件をつけたすように、院内でルール化しましょう。

## 1章　院長の不満×スタッフの不満

### 問題点　スタッフがアシストにつかない

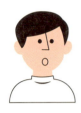

**院長の不満**

特別忙しいわけでもないのに、呼ばないかぎり
積極的にアシストにつかない。
手が空いたら消毒室で時間を使うのではなく、
私のアシストについたほうがよいかどうか
判断するなど、機転をきかせてほしい。

**スタッフの不満**

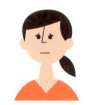

必要なときにはアシストついていますよ。
忙しいわけじゃないって……。
私たちが忙しくしているのが見えないんですね。
準備や後片づけなどがあって、
いつも院長の側にいられるほど暇ではないんです。

### 解決すべきこと

■ 院長の考える理想のアシスタントの働き方が伝わっていない

　絶対にアシスタントが欲しいのはどんなときか、離れていていいのはどんなときか、など、院長が求めるアシスタントの働き方がスタッフに伝わっていません。
　新人の場合は、歯科医師がどんなアシストを求めているのか、経験値の面でもわからない人ばかりです。中途採用の場合は、以前勤務した歯科医師好みのアシストを実践していることがあります。
　自分の歯科医院では、どう動いてほしいのかを明確に伝えておきましょう。

## Dr. 黒飛 [歯科医師コンサルタント] からの アドバイス

　スタッフも、ずっとアシストにつけばよいのか、臨機応変に片づけなど他のことをしたほうがよいのかわかっていないことがありますので、どのタイミングでアシストにつくべきかを伝えるとともに、それらを**院内のルールにしましょう**。

## DH 濱田 [歯科衛生士コンサルタント] からの アドバイス

　筆者が指導している人財育成では、アシスタントのつき方を下記のように分類しています。

①緊急性があって重要なアシスト　②緊急性があって重要ではないアシスト
③緊急性がなくて重要なアシスト　④緊急性がなくて重要でもないアシスト

　特に院長先生へのアシストは、①と②の場合が多いです。歯科医院の中での基本ルールとして、歯科医師が治療に集中できるよう、スタッフはできるかぎり歯科医師の指示命令を優先するように伝えています。しかし最近では、自分でバキュームなどほとんどのことができるため「スタッフには患者さんとのコミュニケーションや診療所内の整理整頓に集中してほしい」という考え方の歯科医師も増えました。筆者が臨床現場で「どんなふうにアシストについてほしいですか？」と聞くと、明確に答えられる先生と答えられない先生がいます。まずは院長先生自身が、**スタッフにどうアシスタントで動いてもらうのがよいのかを明確**にしておきましょう。

### 具体的な解決策

#### ■ アシスタント用のマニュアルを作成する

　アシストのタイミングや方法を把握できるように、情報を整理し、入職直後からスタッフが把握できるようにマニュアルを作り、仕組みをつくっておきましょう（**P.172付表3参照**）。以下はよくあるパターンです。

パターン1：基本的に診療中は院長の側にいる
パターン2：術前・術後以外は必要なときだけアシスタントにつく
パターン3：院長が声かけしたとき以外は各自が自分の仕事に集中する
　　　　　（○○さんと個人名で呼ばれた時には、何をしていても手を一度止めてかけつける）

#### 成功のMessage
忙しいとお互いに視野が狭くなりがちです。ときどき診療室をぐるりと見回して全体を確認し、視野を広く保ちましょう。

**1章** 院長の不満×スタッフの不満

## 問題点 スタッフの機嫌が午前と午後で違う

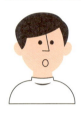

**院長の不満**

スタッフは、午前中は元気なのに、
午後になると疲れているのか、覇気がなくなる。
特に夕方になると明らかに笑顔が少なくなっていて、
ふと顔を合わせたときに不機嫌に見える。

**スタッフの不満**

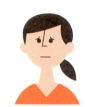

気がつきませんでした。
そんなつもりはないですけれどね。
でも、たしかに夕方は疲れてくるので
笑顔が少ないかもしれません。

### 解決すべきこと

■ 本人の気分で医療接遇の質に変化が出てしまう

　スタッフの表情はとても影響力があり、患者さんの不安を安心に変えることに貢献します。
　疲れたからといって不機嫌な顔をするのを許してはいけませんが、スタッフは、それがいけないということを理解できていません。午前や午後という時間の問題ではなく、医療接遇の面でも問題があります。

## Dr. 黒飛 [歯科医師コンサルタント] からの アドバイス

午後の診療前に、1分間だけ午前の診療でよかったことをシェアするなど、**気持ちの切替えを目的とした昼礼**をされるのはどうでしょうか？

## DH 濵田 [歯科衛生士コンサルタント] からの アドバイス

朝から勤務している人にとっては、どうしても夕方は疲れが出てくる時間帯ではあります。しかし、患者さんの視点で考えたら、同じ診療内容なのに夕方だとスタッフに元気がないなら、午前中に来たほうがいいということになります。

時間に関係なく、患者さんと優しい雰囲気で関わり、つねに良い状態を保つよう**コントロールして働くことができるための医療接遇研修を繰り返し行って**ください。

## 具体的な解決策

### ■ 積極的な声かけの習慣をつくる

午後の診療前に「午後診療お願いします」など、院内で積極的に声かけを行う習慣をつくりましょう。

### ■ 短い休憩を取る習慣をつくる

午後は、ランチを食べて眠くなったり、疲れを感じたりする人がいるため、夕方に5分休憩を交代で取らせるとよいでしょう。

**成功のMessage**
患者さんから見たら、真顔は不機嫌なことの表れとしか感じられません。気をつけましょう。

**1章** 院長の不満×スタッフの不満

## 問題点 新人スタッフが昼休みに黙っていなくなる

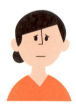

**スタッフの不満**

新人は、ランチの時間になると、黙って出かけてしまうんです。
時間内にきちんと戻ってきてはくれますが、どこに行くかも伝えてくれないので心配です。

**院長の不満**

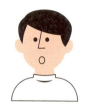

昼休みだから別に自由に使えばいいんじゃない？
時間内に戻ってきているし……誰かに迷惑かけてる？
ダメなの？　ダメ？

### 解決すべきこと

■ 医院に昼休みに関するルールがない

　昼休みの過ごし方にある程度のルールがないため、出かけるのが良いのか？　悪いのか？　なども明確でなく、もめごとの1つになってしまっています。

■ 新人に社会人・医療人のマナーを指導していない

　出かけることより、黙って出かけてしまうことが問題となります。このような最低限のマナーは入職時の研修で教育しておきましょう。

## Dr. 黒飛 [歯科医師コンサルタント] からの アドバイス

　最近の若い世代の価値観は変化しています。昼休みに黙っていなくなる新人に戸惑っているというのは、全国的に珍しい話題ではありません。そんな**新人でも仲間と良い関係を構築できるように**しましょう。

　院内の秩序を保つためにも、院長が注意するのではなく、一声かけてから外出することの大切さを教えてあげるとよいと思います。

## DH 濱田 [歯科衛生士コンサルタント] からの アドバイス

　**働く仲間に対して自分の居場所を明確にしておく**ことは、院内ルールの前に、職場での人間関係を良好に保つためのマナーです。昼休みに限らず、「診療室を出る時間」「診療室に戻る目安時間」「有給・代休を取る日程」などがスタッフ全員にわかる仕組みをつくってください。

　黙って出かけたスタッフが戻ってきたタイミングで、院長先生が「どこ行ってた？　仲間が心配してたよ。何か急用のこともあるかもしれないから、出かけるときは仲間に伝えておきな」などと、気楽な雰囲気で伝えておきましょう。

### 具体的な解決策

■ 連絡用のホワイトボードを置く

　ホワイトボードに、各自の名前と「外出中」「出勤中」などと書いて、居場所が誰にでもわかるものを作成しましょう。

■ 社会人としての基本を教える

　働く仲間から信用されるための社会人の基本を早めに教えておきましょう。

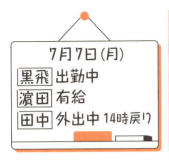

**新人のための社会人の基本**
- ☑ 学生気分を捨てる：プロになることを求められている
- ☑ 社会生活は、個人優先よりチーム優先
- ☑ 「授業料を払う」から「給料をもらう」になることに感謝
- ☑ 責任感を持つ
- ☑ 仲間との協調性を持つ
- ☑ 勤務中は公私のけじめをつける
- ☑ 昼休みも気持ちをゆるめない

など

# 1章 院長の不満×スタッフの不満

## 問題点 歯科衛生士による施術のタイムマネジメントが問題

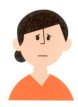

**スタッフの不満**

院長から「メインテナンスは20分でやれ」と言われているけど、患者さんを誘導して、問診して、診査して、施術してブラッシング指導して、カルテも書いて、患者さんをお見送りして……。絶対に無理です！

**院長の不満**

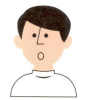

「施術時間の短縮が無理」って最初から言わないで、何が無理なのかしっかり取り組んでから言ってほしい。

## 解決すべきこと

■ **スタッフへの指示命令・提案の方法がわかっていない**

結果的に、拒否される状況を生んでしまっています。
長期的に来院しているメインテナンスの患者さんで、口腔内がきれいで問題がない場合の基本時間を20分に設定しているという院長の考えや、問題があったり患者さんが他のサービスを希望される場合には時間も費用も変わる可能性があるという前提も伝えきれていません。

■ **院長が歯科衛生士のタイムマネジメントに無関心**

歯科衛生士の施術におけるタイムマネジメントには、話す時間（会話）も大事であるということを知らず、無理を強いている可能性があることに気づいていないようです。

## 2. スタッフがなかなか育たない

### Dr. 黒飛［歯科医師コンサルタント］からの アドバイス

患者さんの口腔内の状況に合わせて施術するという方針を明確にしていくならば、一律に20分は難しいと思います。**ケースに合わせた時間を決める**とよいと思います。

### DH 濵田［歯科衛生士コンサルタント］からの アドバイス

仕事は、最初から「無理」と言い切られてしまうと、良い結果を導くことができません。「無理」と拒否されない指示や提案の仕方を工夫されてはどうでしょうか。スタッフが院長先生の指示や提案を拒否する多くの理由は、指示や提案を「イメージできない」ということです。

ですから、たとえば、メンテナンスを「20分でできる・できない」のラインで提案するのではなく、「できるのはどんなケース」「できないのはどんなケース」などと考え提案することで、**誰でもイメージができ、わかりやすく取り組める仕組みをつくる**ことができるのではないでしょうか。

## 具体的な解決策

### ■歯科衛生士による施術のタイムマネジメントをマニュアル化する

スタッフのスキルの現状把握をし、基本のタイムマネジメントを患者さんの症状別に作成していきます。

さらに、患者さんの口腔内環境に合わせて、「1回20分のパターン」「1回60分のパターン」などのように、適切な時間管理ができるよう、それぞれの施術内容を整理します。

このフローとタイムマネジメントを、どんなスタッフでも研修し臨床で行えるよう、マニュアルとして作成しておきましょう。

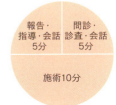

20分の施術タイムマネジメント例

### 成功のMessage

「無理」からは何も生まれません。最初から「できる」とは思わなくていいので、せめて「できない」と思うことをやめてみましょう。

1章　院長の不満×スタッフの不満

## 問題点　歯科衛生士が患者さんと話す時間をコントロールできていない

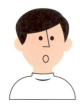

**院長の不満**

歯科衛生士の○○さんが、患者さんと話が盛り上がりすぎて、次の患者さんを待たせている……。

**スタッフの不満**

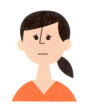

院長は、いつも「目の前の患者さんを大事にしなさい」と言うのに、患者さんと盛り上がって話をしているだけで注意されました。
話を中断させる方法があるなら知りたいです。

### 解決すべきこと

■ コミュニケーションの能力をスタッフに委ねている

　コミュニケーション能力の高さは生まれつきではありません。きちんと職業訓練の中でコミュニケーション能力を向上させる教育の仕組みが必要です。

■ 診療中のコミュニケーションの方法を明確にしていない

　目的によりコミュニケーションの方法は異なります。医院として、その線引きを明らかにして院内で統一しましょう。

### Dr. 黒飛 ［歯科医師コンサルタント］ からの アドバイス

特に女性スタッフは、患者さんのことを想って話を切るのが苦手な場合が多いので、**先生が話の切り方を教えてあげてください。**

### DH 濱田 ［歯科衛生士コンサルタント］ からの アドバイス

目の前の患者さんとの楽しい会話も大切ですが、医療機関においては患者さんと会話をする目的を明確にすることが大切です。

患者さんとの会話を終える際は、「何か質問はありますか？」という開いた質問ではなく「今の〇〇の方法はわかりましたか？」と、患者さんが YES あるいは NO で答えられる質問をします。そして、会話は一方的に中断するのではなく、**「お話しの続きはぜひ、次回聞かせてください」**と笑顔で言って患者さんから去ることも大事です。

## 具体的な解決策

### ■ 患者さんとの会話の目的別に、時間内で終えるよう指導する

患者さんとの会話は、

その1：お互いの理解を深めるコミュニケーション
その2：患者さんに聞いておいてもらえたらよいだけの情報提供のインフォメーション
その3：患者さんにしっかりと遂行してもらうためのインストラクション

以上の大きく3つにわかれます。その3に関しては、時間をしっかりと取る必要がありますが、その1とその2は、時間をかけすぎて診療時間が延びないように院内で練習していきましょう。

#### 成功のMessage
「目の前の人をどう大切にするのか？」は、積み重ねる経験があるからわかることもあります。
かわいがられるより、信頼される関係を構築できるようにしましょう。

## 1章 院長の不満×スタッフの不満

> **問題点** 受付にもっと笑顔になってほしい

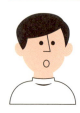

**院長の不満**

受付で患者さんに対してもっと笑顔になってほしい。
「受付の印象は歯科医院の印象なんだ」って
言ってるのに……。

**スタッフの不満**

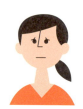

笑顔じゃないかもしれませんが、
不機嫌な顔をしているわけではありません。
受付は忙しいときはホントに尋常じゃなく忙しいのに。

### 解決すべきこと

- **受付が笑顔で対応しないことが患者満足度を下げている**

    エイチ・エムズコレクションが全国の歯科医院で行った覆面調査結果によると、「スタッフ評価」について特に大きな影響力があるのは、受付応対や受付の態度・雰囲気です。

- **受付に相応しいスキルを与えていない**

    受付は医療機関の顔だと考えられています。傾聴力・理解力・反応力・会話力が必要です。

## Dr. 黒飛［歯科医師コンサルタント］からの アドバイス

受付スタッフは、笑顔で対応をするという目標となるモデルを見ていないのではないでしょうか。例えば、笑顔での対応ができている受付スタッフのいる歯科医院を一緒に見学に行ったり、ホテルやレストランなどの笑顔の良いスタッフを見てもらったりすると、スタッフの受付対応が変わるきっかけになることがあります。

## DH 濱田［歯科衛生士コンサルタント］からの アドバイス

患者さんは不安な気持ちで受付に来る人がほとんどです。あいさつをするとき、対話のとき、つねに優しい笑顔でいることが大切です。

通常の受付応対中に口角をあげる「微笑み」、少し歯を見せて笑う「ハーフスマイル」、診療を終え患者さんにおつかれさまでしたと声をかけるときの「フルスマイル」、この3つの笑顔の使い方を教えてあげてください。

無意識の状態では、口角が下がりへの字口になってしまうので、**強く意識してつねにほほえむ習慣を手に入れましょう**。「意識」×「回数」＝「習慣」です。

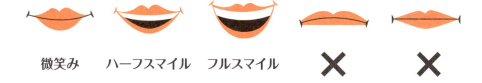

微笑み　　ハーフスマイル　　フルスマイル　　✕　　✕

## 具体的な解決策

### ■ 笑顔の練習を行う

歯科医院の受付で必要なのは、先に述べた3つの笑顔のうち「微笑み」です。受付の感じのよさは、「表情×態度×声の出し方×求めている対応」によって決まり、素顔と笑顔の差がどれだけ少ないかが大事です。

笑顔の練習は、試用期間中に徹底的に行っておきましょう。そして、今いる受付スタッフにも同じように練習してもらいましょう。たとえば、1時間に1回鏡を見に行くようにするとか、患者さんから見えない角度の場所に大きな鏡を置くなどして、笑顔のチェックを習慣づけましょう。

### 成功のMessage

本人が、「自分はいま笑顔じゃない」と認知できる時点でダメです。歯科医院内では、スタッフ全員がつねに微笑みを絶やさないように訓練したいですね。

# 1章 院長の不満×スタッフの不満

## 問題点 受付の整理整頓ができていない

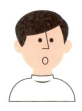

**院長の不満**

受付周りがいつも汚い……。
なんとかならないのかと言っても、変わらない……。
カルテの管理場所がないのはわかるけれど、
文具やいらない資料なども置いているから、
もう少し整理整頓してほしい。

**スタッフの不満**

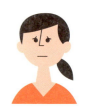

空間に限界があるのに……。
膨大なカルテや大きいコピー機など、
いろいろなものが受付周りに置いてあるのに汚いって。
じゃあ、収納作ってほしいです。

## 解決すべきこと

■ 収納のせいにしていつも汚いことを正当化している

　収納が小さいなら小さいなりに工夫して使うことができるはずです。受付周辺のものも、横に積んである資料を立てて置くなどの工夫で整理整頓がしやすくなります。収納のせいにして、汚い状況を放置してはいけません。

### Dr. 黒飛 [歯科医師コンサルタント] からの アドバイス

片づいている状態を写真に撮って受付の見えるところに貼っておくと、その状態に近づけようと、受付スタッフはキレイにするそうです。
　これは受付だけでなく、医院の中のどこでも応用できます。ゴール(キレイな状態)をつねに見えるようにしておくことで、達成できる確率が上がります。

### DH 濵田 [歯科衛生士コンサルタント] からの アドバイス

まずは「受付周りに受付業務関連で直接いらないものはないのか？」「受付にとって毎日必要ではないものは何か？」など、使用頻度と今置いてある物の中身を分類してみましょう。収納を増やす前に、いちど**個々の置き場所を工夫してみて、改善できないのかを検証**してみましょう。カルテが増えるたびに収納場所を増やしていると、整理整頓ができなくなります。

## 具体的な解決策

### ■ すべての物の置き場所を明確に決める

カルテ棚・文具棚・歯ブラシ棚など、すべての物の置き場所を明確に決めましょう。具体的には、まず、受付にとって本当に必要なものだけを受付テーブルの中心に置きます。次に、スタッフにとって必要な物は端へ置きます。
　さらに、時々しか使用しないものは箱の中や棚の中に収納しておきます。3年以上来院されていない患者さんのカルテは違う場所に保管するなどしてもよいでしょう。

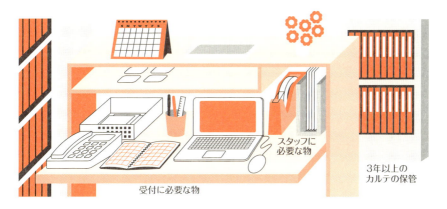

**成功のMessage**
受付周りの整理整頓においても、創意工夫を楽しめば、歯科医院の成長につながります。

**1章** 院長の不満×スタッフの不満

## 問題点 受付が効率的にアポイントを取っていない

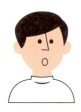

**院長の不満**

アポイントの入れ方がおかしい。
明らかに長時間かかる症例が続いたり、
いつもキャンセルする患者さんが続いて入っている。
もっと効率的に入れてほしい。

**スタッフの不満**

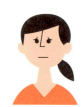

「アポイントの入れ方がおかしい」と言われても、
次回の診療時間の目安を教えてくれる
わけじゃないですよね。
自分で判断するのには限界があります。

### 解決すべきこと

■ 院内にアポイントの取り方のルールがない

　受付スタッフにアポイントの取り方を丸投げしている状態では、トラブルが多発してしまいます。どのような入れ方だと効率がよいのかなど、ルールの整備が必要です。

## Dr. 黒飛［歯科医師コンサルタント］からの アドバイス

受付スタッフは医院の理想的なアポイントの入れ方を知らないことが多いので、**まず院長が簡単なマニュアルを作る**とよいでしょう。その際は、同じ規模の他院のアポイントマニュアルを参考にするとよいと思います。

## DH 濱田［歯科衛生士コンサルタント］からの アドバイス

スタッフの判断には限界があります。仕事に関してもアポイントに関しても、院長先生の考え方を意識してスタッフに浸透させないと、わずかな意識のズレが仕事の延長上において大きなズレとなります。同じ効率のよさといっても、「経営者：経営面での効率のよさ」「スタッフ：働きやすいという視点で考える効率のよさ」と、意識は異なります。

専任の受付がいるかいないかなどで、いろいろな課題が出ることもありますが、**患者さん目線・経営者目線・スタッフ目線で見ても、三方よしの最低限のルール**を決めましょう。

### 具体的な解決策

■ 効率のよいアポイントの取り方をルール化する

院内でミーティングを行い、アポイントの取り方をルール化しましょう。

たとえば、歯科衛生士の場合は1日のアポイントを「定期健診→SRP→定期健診→チェック→SRP」の順番にするなど、患者さんの症例を考えて入れると時間効率もよくなり、施術側の負担も減ります。

その他、カルテを電子カルテに変えたり、アポイント帳を見やすいものに変えたりすると、改善したり管理しやすくなったりすることもあります。

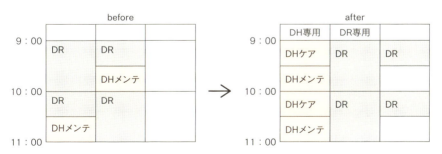

効率のよいアポイントの取り方例

**成功のMessage**
アポイントを適切に取ることは、患者さんにとっても価値があります。

1章 院長の不満×スタッフの不満

> **問題点** チーフを立てたいけど、なかなか決まらない

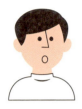

**院長の不満**

歯科衛生士の○○さんはうちに来て経験も長いから、何度かチーフになるよう打診してみたけど、断ってくる。後輩も増えてきたし、そろそろある程度権限があるチーフになると、働きやすくなると思うんだけどなぁ。

**スタッフの不満**

私は純粋に患者さんと関わることに専念したいんです。チーフになると、人間関係の問題や教育面での課題が出ますが、私は人を育てたり教える自信はないのでやりたくないんです。

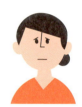

### 解決すべきこと

■ 安易に経験の長い人にチーフを任せようとしている

　スタッフの人数が、院長1人に対して5名を超えると、院長がすべてを管理することが難しくなるケースが多いため、院長がある程度の権限をゆだねることができるチーフを置くことをお勧めします。
　チーフをお願いする目的を明確にしましょう。チーフをお願いする際の口説き文句が「経験が長い」だけでは危険です。

## Dr. 黒飛 [歯科医師コンサルタント] からの アドバイス

　経験の長さとチーフの向き・不向きは一致しない場合もあります。少し考えてみてはいかがでしょうか。また、院内の状況を知っているコンサルタントに客観的な意見を聞いて、参考にしましょう。

## DH 濵田 [歯科衛生士コンサルタント] からの アドバイス

　まずは、本当に今の歯科医院にチーフが必要なのか、検証も重要です。そのうえで、院長がチーフに対してどんなことを期待しているのかをしっかり話してあげてください。
　また、チーフになったら、①仕事としてどんなコトを期待されているのか、②いくら報酬がアップするのか、③何をどう取り組んでほしいのかなど、院長の期待を明確にして伝えます。歯科衛生士は、それがわからないので不安なのかもしれません。
　**チーフには「肩書」ではなく「役割」を与える**ことが大事です。

## 具体的な解決策

### ■ チーフの役割について話し合い、素質を検討する

　経験が長いこととチーフにふさわしいことはイコールではありません。まずは、誰がチーフに就任しても、チーフの仕事がわかるようにしましょう。チーフを置くときは、「治療分野と予防分野の管理が増えたから、経営面でもサポートしてほしい」など、任命の理由をある程度明確にしておく必要があります。
　次に、チーフ候補のスタッフに、チーフになるにあたりどんなことが不安なのか、コミュニケーションを取り聞き出しましょう。たとえば、チーフの不安の条件が教育である場合は、外注で教育することで解決します。コミュニケーションに不安があれば、院長・チーフ・スタッフの3者面談を定期的に開催します。
　そうした話し合いの中で、「この人はチーフにはふさわしくない」と理解できたら中止するくらいの姿勢も必要です。

### 成功のMessage
経営者は、チーフ任命の際にきちんと「自分がチーフを守る」ことを伝えておきましょう。そして、どう守るのかについても話しておきましょう。

**1章** 院長の不満×スタッフの不満

## 問題点 スタッフの定着が悪いのを理由に教育をしていない

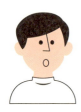

**院長の不満**

スタッフが長く居つかないから、
勉強会を開催する機会がない……。
どうせスタッフ教育をしても、辞めるしなぁ……。

**スタッフの不満**

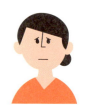

院長は「勉強会をする」って口だけで開いてくれません。
子育て中などでなかなか参加が難しい人もいますが、
楽しみにしているスタッフも多いんです。
いつも口ばっかりだから……そういうところが
信用できなくて若い人は辞めるような気がします。

### 解決すべきこと

■ 勉強会をしない理由をスタッフ側のせいにしている

　スタッフの定着率に関わらず、歯科医院には勉強会などの定期的なスタッフ教育の機会が必要です。

■ 勉強会も研修もしないでスタッフを臨床に出している

　歯科医院には新人だけでなく、いろいろな歯科医院や異業種で働いた経験がある人も入職してきます。新しい技術やエビデンスを取り入れず、経験だけで診療をさせているのは危険ですので、研修は行うべきです。

## Dr. 黒飛 [歯科医師コンサルタント] からの アドバイス

　勉強会の有無という表面的なことではなく、**スタッフが続かない本当の理由がある**はずです。それは、そのつもりもないのに勉強会をすると伝えたり、できないことをスタッフ側のせいにしていることではありませんか？　そこに目を向けましょう。

## DH 濱田 [歯科衛生士コンサルタント] からの アドバイス

　歯科医院は医療スタッフの集合体です。まずは、院長先生が長く働き続けてほしい「良い人材」のイメージを明確にしましょう。また「スタッフが辞めていくことが多い」ことを理由にして院内教育をしないという考え方を、すぐにやめましょう。

　量より質が大切な施術トレーニングは、院内で定期開催をすると、良い医療接遇と施術が提供できるようになるだけでなく、良い医療接遇をつうじて患者さんと良好な関係が構築できたり、適切な施術をつうじて患者さんから信頼され評価されるため、スタッフのモチベーションがアップします。**学べる環境があることは、スタッフ定着に重要な要素**です。

## 具体的な解決策

### ■ 院内勉強会の準備をする

　スタッフが歯科医院に長く居つかない原因には、「相談する人がいない」「学ぶ機会がなく不安」などがあります。この声からもわかるように、良い人材を採用し定着するためには、環境だけでなく人材教育が必須です。人材が「ここで働き続けたい」と考えるような歯科医院づくりを心得ましょう。まずは、5〜10分程度のショートレクチャーを定期的に行えるよう、学問・施術情報などを整理し、準備しましょう。

---

**定着率の良い歯科医院のチーフ（秋田県Aさん）の声**

「幅広い年代層・経験のスタッフが毎年入る当院では、ここ数年、研修経験の有無を問わず全員で月1回（4〜10月）勉強会を行うようにしたところ、それぞれが安心して仕事に慣れ、定着率が良くなりました」

——エムズマーケティング

**1章** 院長の不満×スタッフの不満

## 問題点 セミナー受講後、その内容を院内に落とし込めていない

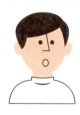

**院長の不満**

スタッフも、セミナーで各種コースを受講してもらっているが、なかなか取り組みが定着しない。
実際に「セミナーで何を得たか」などの具体的な報告もないし、本当に役立っているのかも見かけではよくわからない。

**スタッフの不満**

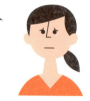

セミナー？ 面白かったですよ。
でも、自分たちの歯科医院でいざはじめるとなるといろいろ難しいですよね。
勉強にはなりましたけど、受講したからってできるようになるわけじゃないですから。

### 解決すべきこと

■ セミナー受講後のゴールがスタッフに伝わっていない

**院長から指示して受講させている場合：**
　なぜそのセミナーを受講してもらっているのか？ そして、その結果、どうしてほしいのか？ というゴールがスタッフに伝わっていません。

**スタッフが希望して受講している場合：**
　そのセミナーを受講して、どんなことを得て、それをどう歯科医院に導入するのかについて、事前に説明させていません。また、スタッフはセミナーを受けただけではできるようにならないということを院長が理解できていません。

## Dr. 黒飛 [歯科医師コンサルタント] からの アドバイス

その医院のスタッフが同じセミナーやコースに行って、**うまくいっている歯科医院を見学に行く**のはどうでしょうか。そこにヒントがあるはずです。

## DH 濱田 [歯科衛生士コンサルタント] からの アドバイス

セミナーや勉強会にスタッフを参加させただけでは、その内容を臨床現場に反映できるようにはなりません。学んだことをどう院内で取り組むか、院長先生が把握できる仕組みをつくりましょう。研修後に取り組みが定着しないのは、受けていないことと同じです。院内に受講内容が定着する仕組みをつくりましょう。

把握するための方法として、**フィードバックの方法、トレーニングの方法、能力の定着の確認などを組み込む**とよいでしょう。「知っている」を「できる」にする仕組みづくりは、歯科医院を成長させます。

歯科医院の教育のピラミッドの順番に、研修を受けさせる仕組みを構築しておきましょう。順序を間違えると、得た知識を正しく使いこなせない人を育ててしまう危険があります。

教育のピラミッド

## 具体的な 解決策

### ■ 研修前後の情報のやりとりを書面で行う

スタッフを研修に行かせる前には、「今回のセミナーで何を学んで、何ができるようになってもらいたいのか」を、参加する本人に書面で伝えておきます。研修を終えてきたら、「何を学んだか」報告書を書いてもらいます。さらにその後、学んだ内容を院内で実践できるようになるための計画（約3ヵ月以内）を立案させて、実行を支援しましょう。

これらのやりとりは、研修申請書・研修報告書・行動計画書などの書面で行うことが大切です。

> ・**研修申請書**：どんなセミナーをどのくらいの費用で受けるか、そのセミナーを受けてどんなことができるようになるかを記す。
> ・**研修報告書**：今回のセミナーでどんなことを知ったか、学んだか、できるようになったのか。それにより、今後どうがんばろうと思ったかなどを記す。
> ・**行動計画書**：セミナーで得た知識や技術を、「いつ、誰が、どんなふうに導入し、どんな理想的な結果を出したいのか」という計画を立て記す。その計画に沿って日々取り組む。

### 成功のMessage

スタッフが面白いと感じて提案したことが、必ずしも自院にふさわしいとは限りません。最終的な実践の判断は経営者ができるよう、仕組みを整備しておきましょう。

**1章** 院長の不満×スタッフの不満

> 問題点　**朝礼でスタッフのやる気が感じられない**

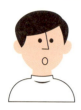

**院長の不満**

せっかくみんなのために行っている朝礼なのに、
スタッフがぎりぎりに出てきて、
だらだら始めている……やる気はないの？

**スタッフの不満**

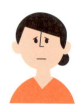

ただでさえ、朝の時間は昨日の片づけや
朝の準備などで忙しいのに……。
だらだらした朝礼なら、ないほうがいいと思います。

## 解決すべきこと

■ **朝礼の重要性をわかっていない**

　朝礼のメリットは、以下の4つです。

　①全員で情報を共有できる
　②院長の考えを全員に伝える機会になる
　③スタッフ全員のコンディションがわかる
　④コミュニケーションが取りやすくなる

■ **朝礼のあり方が不明確**

　院長が決めたからという理由で行う朝礼は、スタッフにとっては、やらされている感が強くなり、本来の目的や意識を認識する機会とならず、成果につながらない可能性が高くなります。

## 3. スタッフが経営にまるで無関心

### Dr. 黒飛［歯科医師コンサルタント］からの アドバイス

だらだらしてる朝礼なら、スタッフの言うとおり、ないほうがよいと思います。**何のために朝礼をするかを考えましょう。**そして、朝礼の重要性をスタッフに伝えて、納得してもらったうえで朝礼を始めることが大事ですね。

### DH 濱田［歯科衛生士コンサルタント］からの アドバイス

朝礼の本来の目的を決めてありますか？　朝礼はコミュニケーションのキャッチボールです。朝礼を行わなくても元気にあいさつからスタートできるような、日頃からコミュニケーションのとれた組織であれば、実は必要ないかもしれません。

良い朝礼をしている歯科医院は共通して「良いスタート」と「終わり」があります。やるならしっかりやる。だらだらするならむしろ悪影響ですので、**いちど朝礼そのものを見直しましょう。**

## 具体的な解決策

### ■ 朝礼の重要性を院長が自覚し、スタッフに伝える

朝礼で、声や言葉・表情から、全員がスタッフ一人ひとりの体調や気持ちの状態を確認できることも大切だという院長の考えを伝えましょう！

### ■ 朝礼の内容に、「元気にあいさつ」「昨日の報告」「今日の連絡」を入れる

①元気にあいさつ：朝礼はスタッフ全員が同時に顔を合わせることができる大切な時間です。元気にあいさつをしましょう。
②昨日の報告：やり残していることや、大切な情報などを全員で共有しておきましょう。
③今日の連絡：今日来院する予定の患者さん情報を共有することで、具体的にスタッフ一人ひとりが何を実践すればよいかがわかります。

**成功のMessage**
「朝＋礼儀正しさ＝気持ちのよい診療のスタート」です。

# 1章 院長の不満×スタッフの不満

## 問題点 スタッフの仕事の効率が悪く、残業をしている

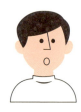

**院長の不満**

よく見ると、今やらなくてよさそうな仕事に専念していて、残業することになっている。もう少し優先順位を考えて、工夫してくれたらいいのに……。

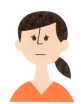

**スタッフの不満**

できるだけ残業しないように言われるけど、仕事が溢れることもあります。無茶言わないでください。

## 解決すべきこと

■ 残業の原因が明確になっていない

- ☑ 仕事量が多すぎるのか
- ☑ 処理する人が少ないのか
- ☑ 仕事を効率化できていないのか
- ☑ 処理する人のモチベーションの問題なのか
- ☑ 仕事の優先順位が決まっていないのか

など、原因が明らかになっていません。原因が不明確であれば、解決策も不明確になります。診査・診断してから正確な治療ができるのと同じで、まずは問題の原因を明確にします。

## Dr. 黒飛 [歯科医師コンサルタント] からの アドバイス

まずは問題の原因を明確にしないと解決法が出てきません。
**診療の終了時間の30分前から、各スタッフがどんな業務をしているかを書き出してもらいましょう。**スタッフが何の業務をしているか知ることができれば、その中で何が短縮できるのかや、何が不必要かが見えてきます。

## DH 濵田 [歯科衛生士コンサルタント] からの アドバイス

アシスタントのつき方(P.55)と同様に、仕事には、①緊急性があって重要、②緊急性があって重要ではない、③緊急性がなくて重要、④緊急性がなくて重要でもない、の4つがあります。早い段階でスタッフとその認識を揃えましょう。
また、仕事のミスを減らす、仲間の小さな情報のモレを減らして、**実作業の把握を確保させる仕組み**をつくります。スタッフが「残業＝仕事量が多い」と考えないように、院内で意識を共有するようにしましょう。

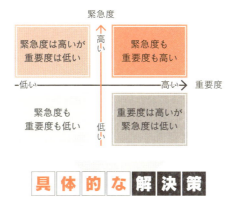

### 具体的な解決策

■ 仕事の優先順位を共有する

ホワイトボードと付箋を使用して、仕事の内容を上記の4つのタイプに全員で当てはめていくワークを行います。当てはめる際は、「なぜその仕事は緊急度が高いのか・高くないのか」「なぜ重要度が高いのか・高くないのか」などの理由を考えるようにします。
この優先順位と意味が全員で共有できるようになれば、もし残業することがあっても、その時間は無駄になりません。

**成功のMessage**
「残業＝自主的な仕事」であることが理想的です。

1章　院長の不満×スタッフの不満

## 問題点　急患を入れると、スタッフが嫌な顔をする

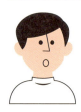

**院長の不満**

何でみんな急患を受け入れると嫌な顔をするのかな？
困っている患者さんは1人でも救ってあげたいんだ。
医療人として、その気持ちわからないのかな？

**スタッフの不満**

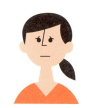

ただでさえ予約が埋まってて、たくさんの患者さんが、
診療時間がズレたり待たされたりしているんです。
院長が急患を全部入れてしまうので、
きちんと時間どおり来る患者さんを待たせてしまい、
本当に嫌なんです。

### 解決すべきこと

■ 急患に対する医院の考え方を統一できていない

　院長は、歯科医師の目線から患者さんを助けてあげたいと考えていますが、スタッフは既存の患者さんや待合室で待たせている患者さんのことを考えてしまい、急患をすべて受け入れてしまう院長に納得していません。

## 3. スタッフが経営にまるで無関心

### Dr. 黒飛 [歯科医師コンサルタント] からの アドバイス

長期的な経営を考えると、急患の患者さんを通すよりも予約の患者さんを待たせる方がマイナスになります。原則的に、急患の患者さんには待ち時間が発生することを伝えたうえで、**予約の患者さんを優先する**と決めればよいでしょう。

### DH 濱田 [歯科衛生士コンサルタント] からの アドバイス

来院する急患の患者さんをすべて受け入れてしまうと、予約の患者さんの診療時間に大きなズレが生じる可能性があります。しかし、医療倫理的視点では、どちらも直接歯科医院に来院してくれている患者さんです。

スタッフが比較的急患を嫌がりがちなのは、初期う蝕やインレーが外れただけなどの理由で急に来院した患者さんに対しても、院長先生が本格的に治療に入ってしまう傾向があるからです。目の前で困っている患者さんに対して医療関係者としてどう関わるのかなど、**急患対応ルールを作りましょう**。

## 具体的な解決策

### ■ 急患の受け入れ基準を決める

急患の患者さんから「今日診てほしい」と連絡があっても、アポイントが詰まっている場合は、まず痛みの有無を聞きます。痛みがなければ、対処法のご説明と次回の予約だけで済ませます。それでも当日の治療を希望した場合は、かなりの待ち時間があることを伝えて待っていただくか、ていねいにお断りするようにします。

また、すでに来院している場合は、待ち時間を伝えたうえで、応急処置を行うようにします。

**成功のMessage**
医療現場で急患を救える機会がすばらしいものであることを全員で共有しましょう。

## 1章 院長の不満×スタッフの不満

### 問題点 スタッフが患者さんからプレゼントをもらっても、院長に報告がない

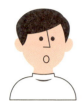

**院長の不満**

患者さんから何かもらっているみたいだけど
全然、報告してこない……。
あまり高いものをもらったなら
私からもお礼をしないとまずいよ……。

**スタッフの不満**

患者さんは、私との関係で「私に」って
くれているものなんだから、
いちいち院長に言う必要はないと思うんですけど……。

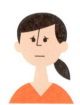

### 解決すべきこと

■ **報告に対する認識のズレ**

　経営者として責任があると考える院長先生のもとで、スタッフは、あくまでも自分と患者さんの人間関係のうえでもらったものは経営者に報告する必要がないと考えています。

■ **スタッフの公私の取り違い**

　医療機関で自分が仕事をさせてもらっているという認識がありません。歯科医院で過ごす時間も、歯科医院をつうじた患者さんとの関係も、すべて公であることを理解してもらいましょう。

3. スタッフが経営にまるで無関心

## Dr. 黒飛 [歯科医師コンサルタント] からの アドバイス

スタッフに、患者さんから何かもらったら報告するよう伝えましょう。伝え方の例としては、「患者さんから何かもらうこと自体は本当にすばらしいからいいんだけど、その患者さんと話すときに私がそれを知っていないと、うまくコミュニケーションが取れないかもしれないから、そういう意味で教えてね」などと言えると思います。

## DH 濱田 [歯科衛生士コンサルタント] からの アドバイス

近年、多い相談です。たとえ患者さんからスタッフが直接いただいた物であっても、歯科医院で働くという機会をつうじて構築された信頼関係なのです。スタッフに何かあったときの最高責任者が院長先生であるように、経営者として、スタッフがいただいたものに対してお礼を言うのは、人としての基本です。

## 具体的な解決策

### ■ 院長からもお礼をする必要があるとスタッフに伝える

患者さんとの対応や公私の区別を考えるときに、解釈次第で「適切」とも「不適切」ともとれるような状況があります。ですが、そのような状況であったら、必ずその場で院長に相談・報告するということをスタッフに伝えておきましょう。

また、スタッフがいただいたものに対しては、院長もお礼を述べる必要があるということを、入職時に必ず伝えておきましょう。

○○○○様
拝啓　猛暑の候、益々ご清栄のことと心よりお慶び申し上げます。
　このたびは、当院の歯科衛生士濱田真理子の結婚の際に過分なお心遣いをいただきましてありがとうございました。
　本人もとても喜んでいました。私もとても嬉しかったです。心より御礼申し上げます。
　今後も変わらぬご厚誼のほど宜しくお願い申し上げます。
　略儀ながら取り急ぎ書中にてお礼申し上げます。
ありがとうございました。
　　　　　　　　　　　　　　敬具
　　　　　　　　平成28年7月7日
　　　　　　　　あおぞら歯科
　　　　　　　　理事長　黒飛一志

お礼状の例

### 成功のMessage

お礼状は、プレゼントをもらった日より3日以内に送りましょう。お礼状は「いただいたことを院長が知っているという報告」と「感謝の気持ち」を伝えましょう。

# 1章 院長の不満×スタッフの不満

## 問題点 求人をかけているが、見つからずスタッフが忙しい

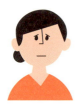

**スタッフの不満**

人員が減ったのに私たちの仕事量が変わらない。
院長は、本当に求人広告を出したりして
努力してくれているのでしょうか……。
体が持つかわかりません……。

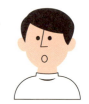

**院長の不満**

私も必死に求人かけて、さぼっているわけじゃない。
ハローワークとか、人材紹介会社にも
お願いしてあるけど、なかなか問い合わせが来ない。
こんなときだからこそ、
もう少し前向きな言葉で一緒にがんばってほしい……。

## 解決すべきこと

■ コミュニケーション不足

　求人をかけていることをスタッフに伝えていません。

■ 人が辞めるリスクに対するマネジメント不足

　歯科医院経営の中では、人事採用計画を立てておくことが大事です。女性中心の職場ですので、つねに採用を考えておきましょう。

■ 院内に助け合いの文化が形成されていない

　スタッフが少ないときだからこそ、みんなで助け合おうという文化がある歯科医院は強いです。

## Dr. 黒飛［歯科医師コンサルタント］からの アドバイス

とりあえず、新しい人員が見つかるまでの間は、**ユニットを1台使わないようにすればよい**でしょう。売上は多少下がるかもしれませんが、スタッフに、自分がスタッフの負担を減らそうとしている姿勢を示すことができます。

## DH 濱田［歯科衛生士コンサルタント］からの アドバイス

スタッフの負担自体は変わりませんが、**院長がスタッフの負担を減らそうとしている姿勢を見せることが大事**です。
たとえば、アシストにつくときと、つかないときのルールを決めておきます。ほかにも、短い時間でもアルバイトの歯科助手を入れて、器具の片づけや単純業務をお願いするなど、院長の動いてくれている結果が少しでも見えると、スタッフは納得します。

## 具体的な解決策

### ■ 効果的な求人をかけ、それをスタッフに伝える

今のスタッフがこの状況に耐えられず、結果、辞めてしまうことがもっとも避けたいことです。まずは効果的な求人に取り組むとともに、それをスタッフに伝えましょう。

### ■ 患者数を適切に保つ

長期的に見れば、適切な患者数にすることで経営は安定します。

### ■ 助け合う文化をつくるチャンスととらえる

今いるスタッフとこの状態を乗り切ることが、お互いに助け合う文化を育むチャンスととらえることができます。

**成功のMessage**
スタッフが少なくなった時こそ、スタッフがまとまる時です！

## 問題点 スタッフに院長からの評価が正しく伝わらない

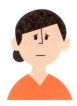

**スタッフの不満**

院長の仕事の評価の基準がわからないです。
「仕事ができる・できない」とかと違って、
愛想がいい人をひいきしたりするんですよね。

**院長の不満**

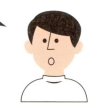

いつも注意したりしているのに、
何かと都合が悪くなると
「院長の評価が曖昧だ」と言われる。
良い評価だってきちんとしてるのに、伝わらないな。

### 解決すべきこと

■ 院内での評価基準がスタッフに伝わっていない

　院長の考える基準はあっても、スタッフにそれを示す方法が整理できていません。結果、評価基準のあいまいな歯科医院となってしまっています。

■ 評価基準を作る視点がズレている

　評価の基準は「医療機関にとって」という視点が大切です。評価が、「院長にとって」良い・悪いということに限定されていると問題です。

3. スタッフが経営にまるで無関心

### Dr. 黒飛［歯科医師コンサルタント］からの アドバイス

評価の基準を文章にして、スタッフにシェアする時間をもってみてはいかがでしょうか。

また、院長がスタッフに期待することと、スタッフががんばっていることが一致するケースはさほど多くありません。**スタッフに期待していることをしっかり伝える仕組みをつくりましょう。**

### DH 濵田［歯科衛生士コンサルタント］からの アドバイス

評価の基準をしっかり作成し、定期的にスタッフに伝えてください。女性の多いこの業界では、スタッフが感情で理解してしまうことが多いため、良い評価のときより、注意されたときにフォーカスして一喜一憂する傾向があります。

本人が院長先生の評価を具体的に理解できるような**交換日記を導入し、「良かったこと」「改善してほしいこと」などの情報共有**をしてもらうなども有効です。

## 具体的な解決策

### ■ 評価表に評価基準を明確に示す

評価表（**P.171付表2参照**）に、スタッフの感情の取扱いについてもきちんと書いておきます。不機嫌なスタッフは仕事ができてもダメであること。減点の対象であること。一度注意したことを3回注意する場合は、今後同じミスを起こさないための改善報告書を提出させる、などです。

また、良い評価に関しても、どんなことを良い評価としているのかを明確に書面にしておくといいでしょう。「基本姿勢」「仕事への姿勢」「職務」「時間管理」「スケジュール管理」「情報収集」「情報整理」「コスト感覚」「効率管理」「専門知識」「技術」など、詳細に明記しておきます。

### 成功のMessage

経営者は経営で必要なことを最優先で考え、スタッフは自分にとって必要なことを最優先で考える傾向にあります。

# 1章　院長の不満×スタッフの不満

## 問題点　スタッフが辞める理由がわからない

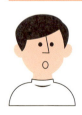

**院長の不満**

せっかく採用しても、いつも試用期間の3ヵ月も経たずに辞めてしまう。
募集をかけると、それなりに採用できるんだけれど、スタッフがなかなか定着してくれないんだよね。

**スタッフの不満**

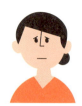

私たちはもう長い間この環境や雰囲気に慣れていますが、新しく入ってくる人は居づらいんじゃないですか？
退職理由もわかりませんけど……。

## 解決すべきこと

■ 院長が、スタッフが短期で辞める理由をわからない

　歯科医院とスタッフの相性もあります。しかし、もし自分の歯科医院が、つねに試用期間で人が辞めたり、1年続かない人などが多い場合は、歯科医院の中にある問題を解消しないかぎり、どんな人が入職しても退職者の問題は解消しません。

## 3. スタッフが経営にまるで無関心

### Dr. 黒飛 [歯科医師コンサルタント] からの アドバイス

過去に辞めたスタッフには、気まずい辞め方の人もいるかもしれませんが、家庭の事情など院内の問題で辞めたのではない人もいるはずです。**できるだけ辞めた本当の理由をぶっちゃけて教えてもらえば**、そこに解決策が見いだせます。

### DH 濵田 [歯科衛生士コンサルタント] からの アドバイス

2013年にエムズマーケティングが行った「歯科医療スタッフ退職者対象調査のアンケート」の結果では、歯科医院を辞めた理由の上位は、

1位：孤独だった（人間関係）
2位：きちんと教えてくれる人がいなかった／学ぶ環境がなかった
3位：そこで私が働き続ける未来に明るい・良いイメージを見つけることができなかった

でした。その他、
・先輩がキツかった
・院長が怖かった
・スタッフ同士の仲が悪かった
・聞いた条件と違った
・私だけボロボロの白衣など大切にされそうになかった
・先輩の仕事がめちゃくちゃで将来が不安になった
などもありました。**採用したスタッフが長期間居つかない理由を既存のメンバーと本音で解消**しないと、いつまでもこの状況が続きます。

## 具体的な解決策

### ■ スタッフが辞める理由を明確にしてから対策を練る

辞めた理由を明確にし、それに対策をしていきます。多くの場合、院内の人間関係が良くなる対策を行うことで解決します。そして、良好な人間関係が継続的に続くように仕組みをつくるとよいでしょう。

#### 成功のMessage
退職の時に、どんな見送りをするのかは経営者の見せどころです。どんな辞め方をするスタッフでも、「一度でも縁があった」という感謝の気持ちで見送りましょう。

**1章** 院長の不満×スタッフの不満

## 問題点　面接・採用について現スタッフが文句を言ってくる

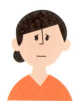

**スタッフの不満**

面接も採用も私たちに全然相談がないんです。それで突然、「今度からこの人とがんばれ」と言われても無茶です！

**院長の不満**

面接や採用に立ち会ってくれてもいいんだけど……。相談すると「忙しくてその時間がない」って断ってくるくせに、採用したら文句を言われる。

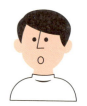

## 解決すべきこと

■ **採用した人を拒否するスタッフが許されている**

　このスタッフは院長が採用した人を「相談がないから一緒にがんばれない」と言って拒否しても許されていますが、経営者の判断がスタッフの意見で覆されていることは、人事面で大きな問題を生じます。

■ **新しい人をていねいに迎える文化がない**

　新しく入ってきた人のほうが、緊張したり不安なことが多いものです。受け入れ側がきちんと自己紹介をするなど、新人と打ち解けるような習慣が歯科医院にないことが課題です。

## Dr. 黒飛 [歯科医師コンサルタント] からの アドバイス

採用が決まって新人が来る前に、現スタッフに、なぜその人を雇ったか説明する時間をつくればよいでしょう。また、**新人を歓迎できる文化**をつくっていきましょう。

## DH 濵田 [歯科衛生士コンサルタント] からの アドバイス

本来は、面接も採用も経営側が決めることです。しかし、小規模経営が多い歯科医院では、面接にスタッフを同席させる傾向もあります。

ただし、同席したスタッフは歯科医院経営にとってどのくらいの影響力があるのか、どのくらい責任があるのかなども考慮すると、スタッフの意見で人の採用の合否を決定するのは危険です。**現スタッフの意見は尊重しても、「経営的にどうか？」という視点を忘れずに冷静に判断しましょう。**

### 具体的な解決策

■ 信頼するスタッフを面接に同席させる

最近では、院長がこの人ならと思う信頼しているスタッフを同席させて、あえて入職希望者を女性目線で評価してもらい、アドバイスをもらう方法もおすすめしています。

将来の先輩が同席する面接を通過した人は、早い段階でチームメンバーになれる可能性が高くなるからです。

**成功のMessage**
人が定着しやすい歯科医院には、共通してスタッフ全体がつくり上げているいい雰囲気があります。

**1章　院長の不満×スタッフの不満**

## 問題点　院長がスタッフルームにまったく入れない

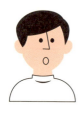

**院長の不満**

休憩時間にスタッフ全員がスタッフルームから出て来ないので、何か伝えたいときでも話ができない。扉も閉まっているし。以前、ノックして開けたのに嫌な顔をされて入りづらかった。

**スタッフの不満**

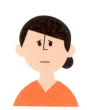

鍵をかけているわけでもないです……。
私たちがスタッフルームにこもるのは
何が悪いんですか？
用事があれば院長が来てくれたらいいのに。

### 解決すべきこと

■ 経営者である院長が入れない空間がある

　スタッフルームは歯科医院の一部であるにもかかわらず、経営者である院長が入れない空間があるのはよくありません。院長が入れない空間が、トラブルの起きる原因になりうることだってあります。

## Dr. 黒飛 [歯科医師コンサルタント] からの アドバイス

休憩時間でなく、診療時間にスタッフと院長が話せる仕組みをつくれば、スタッフにストレスがかからない場合があります。スタッフルームに行かなくても、**診療時間中に必要なコミュニケーションが取れるようにする**ことも大事ですね。

## DH 濵田 [歯科衛生士コンサルタント] からの アドバイス

スタッフルームも歯科医院の一部の空間であり、その場所はプライベートの場所ではありません。スタッフの休憩を尊重したとしても、スタッフに空間を支配されないよう、**何かあったときにはスタッフルームに院長先生が入れるルール**も残しておきましょう。

ただし、いくら院長先生の管理下にある場所だからといって、スタッフがいないときにスタッフルームに黙って入る、スタッフが休憩しているときにノックをしないでドアを開けるなどの行為はマナー上よくありません。

## 具体的な解決策

### ■ 1ヵ月に1回、院長がスタッフルームを点検する

院長が最低1ヵ月に1回はスタッフルームを点検して、「環境はいいか」「困ったことはないか」「部屋の温度は適切か」などを確認する習慣を持ってください。

経営者として、スタッフルームも院長の管理下にあるという立場の違いをスタッフに理解させないと、いずれスタッフの感情に歯科医院が支配されてしまいます。

**成功のMessage**
歯科医院全体の安全の最終責任者は院長ですので、気を配れるようにしましょう。

## 1章　院長の不満×スタッフの不満

> **問題点**　院内の装飾などの経費を院長の許可なしで使っている

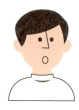

**院長の不満**

私の知らない間に、細かなグッズやいらない雑貨がたくさん買われているけど、
誰が「買っていい」って言ったの？

**スタッフの不満**

え？　ダメなんですか？
○○さんはいつも買っていますし。
だったらルールを決めてほしいです。

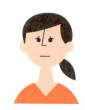

### 解決すべきこと

■ 必要なものを購入する前に院長に相談する仕組みがない

　事前に院長に相談せずに備品を購入すること、経費を使うことがあたりまえになっている歯科医院は、従業員のコスト意識が低いため、経費の額が平均的な歯科医院より大きくなり、その分利益額が小さくなります。

## Dr. 黒飛 [歯科医師コンサルタント] からの アドバイス

　誰に経費を使う権限と責任があるのか、範囲を決めましょう。この例でいえば、装飾担当者を決め、院長に事前に相談してもらうようにしましょう。装飾の委任をすること自体は、先生が院長だけができる仕事に集中できるという点で良いことですので、進めてください。しかし、丸投げになってしまうと、この例のように問題が生じてしまいます。**委任する際には、使える資源を明確にしておくこと**が大事になります。

## DH 濱田 [歯科衛生士コンサルタント] からの アドバイス

　経費はスタッフのお小遣いではありません。院長先生の知らない間に購入されたものがあることはいけません。たとえ1円でも、院長先生に無断で買ってはダメということを伝えてください。
　しかし、女性の価値感や視点を尊重することも大切です。例えば、クリスマスの飾りつけを提案するとします。その際、結果重視で考える男性の院長先生がインターネットなどであらかじめ調べて商品を購入するのに対し、女性スタッフは実際の新商品を確認したり、選んだり、患者さんのことを思い出したり、購入して展示したらと考えて楽しんだりする特徴があります。
　院長先生が事務的にグッズや雑貨を手配していると、そのうちスタッフが装飾やイベントに自主的に参加しなくなったり興味を持たなくなる危険もあります。院長目線とスタッフ目線が重なる部分が、歯科医院の豊かさを生むことも多いので、許可なしでの購入はダメですが、この辺りを配慮して**スタッフと基本ルールをつくりましょう。**

### 具体的な解決策

■ **経費で備品を購入する仕組みをつくる**
　　歯科医院で必要な備品などを購入する仕組みをつくって、院長が把握しやすくします。たとえば、「購入事前申請用紙」などを用意し、購入したいものを記入して、経営者または責任者のサインをもらうという方法があります。その他、装飾担当者を設けて予算を与えるなどの工夫も効果的です。経費を使用した際には、必ず院長に報告する仕組みをつくっておくとよいでしょう。

---

**成功のMessage**
消耗品や備品などの経費も、年間の予算として取っておくとよいでしょう。

**1章** 院長の不満×スタッフの不満

## 問題点 スタッフが急に休む

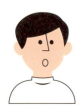

**院長の不満**

子どもの熱が出たと言って当日に休まれるのは、他のスタッフにも迷惑がかかる。
他のスタッフが我慢してないか気になるなあ……。

**スタッフの不満**

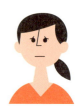

子どもの熱での呼び出しは仕方ないです。
私だってスタッフのみんなに悪いと思ってます。
申し訳ない気持ちで休んでいるんです。

### 解決すべきこと

■ 院内に子どもを持つスタッフ向けのルールがない

　子どもの体調は予測できないことが多いのです。子どもを持つスタッフが安心して休めるルールがないままだと、毎回フォローする周りのスタッフにも不満が募ります。

■ 院内に子どもを持つスタッフを助け合う文化がない

　ルールだけでは、十分とは言えません。お互いが助け合う文化があれば、つくったルールがスムーズに守られます。

## 3. スタッフが経営にまるで無関心

### Dr. 黒飛 [歯科医師コンサルタント] からの アドバイス

他のスタッフがどう思っているかを聞いてください。そこにヒントがあると思います。短期的には目をつぶれることでも、長期的には継続できないことも多いので、**院内のルール作りをしていきましょう**。

### DH 濱田 [歯科衛生士コンサルタント] からの アドバイス

日頃のスタッフ間での信頼関係が大事です。結婚している女性を雇用する場合は、子どものことだけでなく、妊娠・出産・子育て・介護などやむを得ないことが多々発生します。そんなときでも、お互いに気まずさを出すより、思い切り「サポートしてくれてありがとう」「本当に助かりました」と、関係者につねに感謝の言葉をきちんと伝えることの大切さを浸透させましょう。助け合いの文化は、未来の自分を救うことにもなります。

不公平感を解消するためには、休暇を取ることや、突然の休みは日当や報酬が支払われないことなど、**休暇の規定を全員がわかりやすいように整備**しておきましょう。

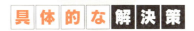

### ■ 院内のルールを明記する

就労規則の他に、院内ルールできちんと「休みについて」などの明記があれば大きな問題点にはなりません。以下のようにルールがしっかり決まっていればOKです。

**休日**：スタッフが労働義務を負わない日
**休暇**：もともと労働義務はあるが、スタッフが申請することで、その義務が免除される日

---

**成功のMessage**
子育て中のスタッフの働きやすさの整備は、100年続く歯科医院を導きます。

## 1章 院長の不満×スタッフの不満

### 問題点 スタッフが始業時間ぎりぎりに現れる

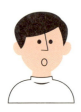

**院長の不満**

15時に午後の診療がはじまるのに、
スタッフがぎりぎりまで診療室に出てこないんだけど。
ふつう5分前には出てくるでしょう……？

**スタッフの不満**

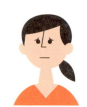

ぎりぎりでも間に合っているので、
文句を言わないでほしいです。
別に診療に問題が出ているわけではないし、
患者さんをお待たせしているわけじゃないし、
ダメなんですか？

### 解決すべきこと

■ 院内で時間についての明確な決まりがない

　個人の感覚に頼ってしまい、院内で時間のルールが統一されていないようです。

---

**時計の設定は正確に！**

正確な時刻に
設定した時計

5分間進めて
設定した時計

　遅れないようにと、時計を5分間進めた設定にしている歯科医院がよくあります。
　しかし、スタッフはそれに気づいて動いてしまううえに、どの時計の示す時間が正しいのかかえって混乱します。
　正確な時刻に設定して、きちんと集まれるようにしましょう！

## Dr. 黒飛 [歯科医師コンサルタント] からの アドバイス

　実は院長や勤務医の先生も、時間ぎりぎりになって診療室に出ていませんか？ あるいは、患者さんの診療もぎりぎりに始めるなどしていませんか？ そういった文化が院内にあると、このようなことが起こってしまいます。**院長や勤務医の先生が良い模範を示すことも大事**だと思います。

## DH 濱田 [歯科衛生士コンサルタント] からの アドバイス

　「始業時間＝出社時間」と考える人はいませんが、実際は、慣れてくるといつもぎりぎりに出勤してくる人がいます。始業時間は、臨床がスタートする時間です。そのスタートまでに仕事に取りかかれる状態になっているのが基本です。お昼休憩も同様です。たとえば15時から診療開始の場合、15時の患者さんは15時には診療室に呼ばれると思って待合室で待機していることが多いものです。

〇 少し早めに診療室に出てくる＝「人材」
◎ 15時少し前にすぐに診療に取りかかれるように診療室にいる＝「人財」
△ 言われたら少し早めに診療室に出てくる＝「人在」
× 15時ぎりぎりまで診療室に出てこない＝「人罪」

です。これは大切な考え方ですので、**試用期間中にきちんと説明し、教育しておきましょう。**

## 具体的な解決策

### ■ 時間の基本ルールを設定する

　気持ちよく診療をスタートできる環境をつくっておくことで、いざというときにも最大限の能力が発揮できます。15時に診療開始であれば「14時55分までに診療室に出てくる」などの基本ルールを設定しましょう。

　歯科医院で働く全員のルールにするなら、院長自身も守らないとスタッフから文句が出る原因になってしまいます。「診療時間が延びて休憩時間が短くなっているのに……」と考えるスタッフもいますので、院内の時間のルールを守ることは大事です。大変ですが、規律正しい医院の文化をつくるためには必要なことです。

### 成功のMessage
医療機関は組織です。医療チームで構成され、そのチームの一員としてそれぞれが自分の活動をしています。組織で仕事をするときには、チーム全体で動くことを頭に入れて自分の役割を果たしましょう。

**1章** 院長の不満×スタッフの不満

## 問題点 よく遅刻をするスタッフがいる

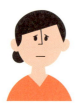

**スタッフの不満**
スタッフの○○さんがよく遅刻するのに、院長が注意してくれないんです。

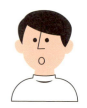

**院長の不満**
遅刻の注意って私の仕事なのかな？
チーフやみんなが、遅刻してるのを直接見てるんだから、自分たちで○○さんに何か改善のアドバイスをしてあげてくれないかな？

### 解決すべきこと

■ **遅刻に対しての基本ルールが明確に設定されていない**

遅刻をしても、注意やペナルティがなければ、改善もしないし歯科医院全体が時間にルーズでだらしなくなる危険があります。

■ **スタッフの規律に誰が責任をもつか不明確**

責任の所在が不明確であることで、誰もこの問題に関して解決しようとしていません。

3. スタッフが経営にまるで無関心

### Dr. 黒飛 [歯科医師コンサルタント] からの **アドバイス**

経営者の院長が直接注意したほうがよい場合と、そうでない場合があります。
遅刻の注意を医院の規律として他のスタッフに対しても伝えたい場合は、組織のトップである院長が行ったほうがよいでしょう。
全員の前で注意するより、個別に注意したほうがよい場合には、別のスタッフに注意してもらうとよいでしょう。

### DH 濱田 [歯科衛生士コンサルタント] からの **アドバイス**

早退はわかりやすいものですが、遅刻に関しては院長先生が実態を把握していず、このような問題が出てきがちです。注意をされないからと、いつまでも行動を改めようとしない人はいます。欠勤や遅刻の勤怠状況を、定期的に院長先生が把握できる仕組みを持っておきましょう。さらに、**個人面談の時間をとって、遅刻の改善に結びつける工夫**が大切です。

## 具体的な解決策

### ■ 就業規則に記し、面談を行って医院全体に迷惑をかけていることを理解させる

遅刻に限らず、勤怠については全員で見ることができる仕組みをつくってください。就業規則に入れておきましょう。定期面談では、欠勤や遅刻を個人の評価を下げるというマイナスの視点で注意するのではなく、医院全体に迷惑をかけているということを理解させましょう。そのうえで、行動の改善に結びつける工夫について、個人面談をして具体的に取り組ませるようにしましょう。

---

**スタッフ向けの面談の種類と方法**

面談は、定期的に行う「定期面談」と不定期で行う「個人面談」を用意しておきます。
定期面談では、スタッフが自分の公私の近況を報告します。院長はスタッフの話を、傾聴し、認め、受け止めます。そして、スタッフが困っていること、言いたいこと、聞きたいことを話す時間を設けます。

個人面談では、スタッフへ院長から伝えたいことを明確に伝えることに集中します。
スケジュールとしては、定期面談を行う間に、個人面談を盛り込みます。それにより、相手を尊重する面談と、こちらの要望を伝える面談に区分けしやすくなります。

---

**成功のMessage**

ついつい面倒な話し合いから逃げたくなるのが「男心・男脳」です。しかし、労務の問題や人事の問題は経営者が関わる仕事の範囲です。就労規則だけでなく、服務規程を早めに明確にしておきましょう。

# 2章
# 院長の不安

1. 院内マーケティングについての不安

2. 院外マーケティングについての不安

3. 予防歯科を導入できるか不安

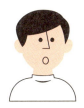

## 2章 院長の不安

### 問題点　医院の望む患者さんが来院しない①

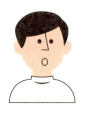

**院長の不安**

今来ている患者さんは、
目の前の治療のみで、治療が終わったら
もう来なくなってしまう人ばかりだ。
本当はもっと予防に特化したり、自費をしたり、
ちゃんと通ってくれる人を
診療していきたいんだけどなぁ……。

### 解決すべきこと

■ 院長がどんな患者さんに来てほしいかが、明確でない

　これは、歯科医院における診療理念が明確でないことが原因と考えられます。診療理念とは、どんな診療を提供していきたいかという、歯科医院にとっていちばん大事なものです。診療理念を明確にすることで、来てほしい患者さんが来院してくれるようになります。

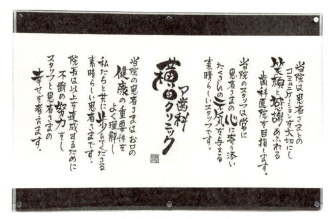

歯科医院の理念の一例

## Dr. 黒飛 [歯科医師コンサルタント] からの アドバイス

　先生の医院の理念を作られていますか？　院長自身が「こういう歯科医院にしたい」という想いがないと、院長の望む患者さんやスタッフになりません。
　**「どんな歯科医院にしたいか」** をしっかりと時間をかけて考えてください。今の時点で思う理念で構いません。それが完成したら、**スタッフや患者さんに浸透させる** ようにしましょう。

## DH 濱田 [歯科衛生士コンサルタント] からの アドバイス

　歯科医院の理念は明確になっていますか？　患者さんやスタッフにわかるように整理されていますか？　つまり、スタッフがわかりやすい言葉で表したり、わかりやすくまとまっていますか？
　実際に来院されている患者さんの層と、院長が宣言している診療の内容に差異があるために、スタッフが混乱していることはよくあります。スタッフにも理解できるように理念をつくられるとよいでしょう。そして、定期的にスタッフに伝えるなどの工夫をおすすめします。**伝わらなければ、伝えていないのと同じです。**

## 具体的な解決策

### ■ 医院の理念を明確にする

　理念を考えるということは、院長先生がどんな患者さんにどんな治療を提供したいかを考えることになります。どんな患者さんが来院されれば、院長先生はご自分のしたい歯科医院経営ができるでしょうか。集中できる、ジャマの入らない場所で、一人でしっかりと時間を取って考えましょう。

### ■ 医院の理念を浸透させる

　次に、できあがった理念を患者さんやスタッフの見える場所に貼りだし、つねに意識できるようにしましょう。スタッフに対しては、朝礼などで、なぜこの理念をつくったのかを伝え、理念の意味をシェアすることも効果的です。

**成功のMessage**
医院の理念とは、歯科医院経営においてもっとも大事なもので、判断基準となる、歯科医院の中心的価値です。

## 2章 院長の不安

## 問題点 医院の望む患者さんが来院しない②

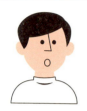

**院長の不安**

毎日、保険診療に終われて忙しいのはいいけど、本当はもっと自費に同意してくれる患者さんに来てもらいたいんだよね。
かといって、自費を勧めてるわけでもないし……。

## 解決すべきこと

- しっかりと「ターゲティング」ができていない

　「ターゲティング」とは、自分の医院の治療内容を考える際に、どの患者層(セグメント)を標的にするかを決めることです。

　歯科医院の資源は限られており、すべての患者さんに対応することは現実的ではありません。そこで、「自分の医院のサービスが訴求しやすく、競争力を持てる」患者セグメントをターゲットとすることが求められます。

### Dr. 黒飛［歯科医師コンサルタント］からの **アドバイス**

**どんな患者さんに来てほしいかを明確にしましょう。**予防を希望する患者さんなのか、自費診療を希望する患者さんなのか。これを明確にし、それに合う医療サービスの提供、そしてマーケティングをしていきましょう。

### DH 濵田［歯科衛生士コンサルタント］からの **アドバイス**

自分の歯科医院に来ている患者さんの層をいちばん知っているのは、スタッフであることが多いです。**スタッフから教わることも大事です。**どんな患者さんが来ていて、どんなことが喜ばれているかをスタッフに聞きましょう。

すでに自分の医院を評価してくれている患者さんがどんな方なのか理解できているならば、来てほしい患者さん向けに、待合室などの環境や雰囲気、スタッフ、提供するサービスを整備したり工夫したりしながら検証してみましょう。

## 具体的な解決策

### ● ターゲットを院長の得意な分野で診られる人に絞る

院長の得意なこと、院長の歯科医院が提供できることに合った患者さんが来院すれば、集患コスト、診療コストは下がり、患者満足度は上がります。

一方、院長の不得意な診療や治療を求める患者さんが来院されても、診療コストもかかり、患者満足度は上がりません。

すべての患者さんを診ることは現実的ではありません。ぜひ、顧客を絞ってください。

しかしながら、歯科医師法19条に応召義務が課せられていますので、患者さんが希望した診療を断ることはできません。ですので、まず歯科医院としてどんな方針で診療を行っているかを患者さんに伝えることが大事です。しっかりと伝えれば、医院の方針に合った患者さんが残るようになります。結果、顧客を絞ることにつながります。

#### 成功のMessage
あなたは得意な治療を提供でき、患者さんはそれを受けることができる。この状態が、患者さんにとっても、歯科医院にとっても幸せな形です。

## 2章 院長の不安

### 問題点 開業して質の高い治療を提供するも、患者数が伸びない

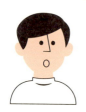

**院長の不安**

良い治療を提供さえしてれば
患者さんが来ると思っていたが、
患者数が伸びない……。
学会や勉強会に参加してつねに知識も技術も
向上してるつもりなのに……。

### 解決すべきこと

■ 患者さんは良い治療だけで来院すると誤解している

　患者さんが歯科医院を判断するのは、治療の質だけではありません。治療の質が高いことは、今やあたりまえです。それだけではなく、接遇などでも患者満足度の高い歯科医院を作ることが大事になってきます。

| 歯科医院経営・院長に必要な3つの要素 |
| --- |
| 1　治療技術 |
| 2　マーケティング |
| 3　マネジメント |

1. 院内マーケティングについての不安

### Dr. 黒飛 [歯科医師コンサルタント] からの **アドバイス**

　良い治療だけでは、患者さんは満足しません。良い治療を行っているうえで、さらに必要なのは、やはり良い対応や接遇です。
　また、あなたのことを知らない一般の方はどうやってあなたの医院を知るのでしょうか？　**マーケティングも必要です。**

### DH 濱田 [歯科衛生士コンサルタント] からの **アドバイス**

　良い治療をしてくれるというだけの理由で患者さんが来院することはありません。「高額治療を受けてよかった」という口コミは、長期的にその治療が良い状態で維持されていることが条件です。噛めるインプラントが長期的にインプラント周囲粘膜炎を起こさないなど、**メインテナンスで良い治療が守られているという口コミ**を生みましょう！

## 具体的な解決策

### ■マーケティングを学ぶ

　歯科医院経営については、在学中や勤務医時代には教わりません。しかし、「マーケティング」は、約68,000件ある歯科医院の中で選ばれる歯科医院になるために、院長が必ず取り組まねばならないことです。治療の講習会だけでなく、マーケティングを学ぶための講習会にも参加しましょう。

### ■マーケティングを実践する

　学んだだけではなく、実際に投資をするなどして、増患・集患に取り組みましょう。現在であれば、スマホサイトやプロモーション動画を作ることは必須です。スマホサイトやプロモーション動画は、実際に増患につながっています。

---

**Keyword 「マーケティング」**

マーケティングには、患者満足度を上げることを主な目的とした「院内マーケティング」と、歯科医院に来院してもらうことを主な目的とした「院外マーケティング」があります。

2章 院長の不安

## 問題点 忙しいが、このままの方針で医院経営していていいのか

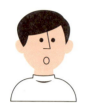

**院長の不安**

患者さんはたくさん来てるが、
このまま忙しい状態でいいのかな……。
経営的には問題がないんだけど。
周囲の歯科医院は新しい治療を始めているけど、
うちも何かしたほうがいいのかな……。

## 解決すべきこと

■ 将来を見据えた治療方針を考えられていない

忙殺され、将来のことを考えず、医院経営の方針がぶれています。自分の歯科医院の特徴や周りの歯科医院との違い、見込み患者のニーズなどを把握することは、長期的な歯科医院経営を行ううえで必須です。
まずは、先生の歯科医院の現状を把握することから始めましょう。

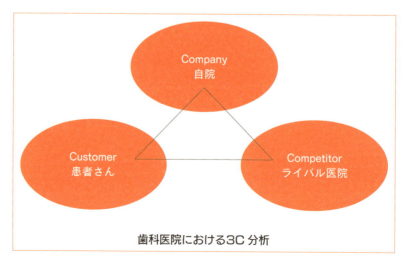

歯科医院における3C分析

### Dr. 黒飛 [歯科医師コンサルタント] からの アドバイス

「どんな歯科治療を、どんな患者さんに提供したいか」は、先生がその地域でなぜ歯科医院経営をスタートしたか、その理由から考えると答えが出ます。それは歯科医院の理念に反映されているはずです。

同時に、**周囲の歯科医院や、顧客である患者さんを見る**ことも、方針を決めることにつながります。

### DH 濵田 [歯科衛生士コンサルタント] からの アドバイス

**今、どんな患者さんが多く来院していますか？** それが院長先生の医院が選ばれている理由です。もし今来てほしい患者さんが来院している状態であれば、さらにその部分をアピールし、強化していきましょう。

「治療がうまければ、真面目にやっていれば本当に来てほしい患者さんにわかってもらえる」とおっしゃる院長先生もいます。しかし残念ですが、それだけでは患者さんに自院の強みをわかってはもらえません。地域密着型ならではの医院の強みとこれからのあり方は、市場マーケティングをつうじて見つけましょう。

市場マーケティングとは、最寄り駅周辺からの知名度や周辺1.5kmの生活者の医療機関への期待度、生活者の行動傾向などを調べることで、歯科医院がどうあるべきかを導く調査のことです。

## 具体的な解決策

### ■マーケティングの「3C」を使う

どんな患者さんに来てほしいかは、院長の歯科医院の強みや、競合歯科医院の強みなどからも算出することができます。マーケティングにおける3Cという手法を使いましょう。そこから、歯科医院の経営方針が決まります。

院長の仕事は忙しいかもしれませんが、時間をとってデスクに向かい、紙とペンを取り出して、マーケティングの3Cを考えてみましょう。

**Keyword 「マーケティングの3C」**
「市場・顧客・患者：Customer」、「競合：Competitor」、「自院：Company」のそれぞれの頭文字をとった3Cの分析は、医院経営を行うビジネス環境での成功要因を導きだすことを目的とします。

## 問題点 他の歯科医院との差別化ができていない

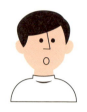

**院長の不安**

コンサルタントに、「他の歯科医院との違いを明確にしないと患者さんから選ばれない」と言われたけど、
「うちの歯科医院の強みって何だろう？」って考えても全然、答えが出ない……。

### 解決すべきこと

■ 経営者である院長が、自院の強みを考えたことがない

　経営者である院長がわかっていなければ、スタッフや患者さんに医院の良さや強みは伝わりません。この状態では、患者さんからすると、他の医院との差がわかりません。

　もしかすると、現在、患者さんやスタッフはただ「近くて便利だから」という理由で通っているのかもしれません。最初の来院理由がそうであったとしても、来院してくれた患者さんにあなたの医院の強みを伝え続け、生涯通っていただけるようにすることは大事です。

### Dr. 黒飛［歯科医師コンサルタント］からの アドバイス

他の医院との違いを明確にすることは大事です。患者さんからすると、どの歯科医院も同じように見えているからです。現代の情報化社会では、患者さんが歯科医院の違いを見つけやすくなりつつあります。**ぜひ、先生の歯科医院の強みを見つけ、患者さんに伝えましょう。**

### DH 濵田［歯科衛生士コンサルタント］からの アドバイス

普通の歯科医院が患者さんに選ばれる可能性は、実は低いです。患者さんがそれなりに来院している医院には、必ずその医院ならではの強みがあります。たとえば、第一印象がダントツにいい歯科医院には、自然と患者さんが流れていきます。

医院の強みが明確でないと、可もなく不可もなくといった医院になってしまいます。**自院のダントツの素材を見つけ、その部分を明確に患者さんに告知しながら強化していきましょう。**

院長先生は、治療分野についてはわかっていらっしゃいますが、歯科衛生士分野のことをご存じないことが多いので、歯科衛生士を巻き込んで他の歯科医院との違いや強みを聞いてみましょう。実際は、予防歯科の分野が強みになっている場合も多いのです。予防歯科が強みになっているかどうかは、その売上の額で判断することができます。

## 具体的な解決策

■「なぜ自院が選ばれているのか」から考える

筆者がクライアントの院長にアドバイスする際は、「なぜ、今の患者さんが、たくさんの歯科医院がある中から先生の歯科医院を選んでいるのですか？」と聞きます。その答えが、他の歯科医院との違い、すなわち自院の強み（USP）になると思います。

他に効果的な質問としては、「他の先生にはない、先生の歯科医院だけの強みは何ですか？」があります。ぜひ、これらの質問の答えを考えてみてください。

### Keyword 「USP」
Unique Selling Proposition. 他の歯科医院にない先生の歯科医院の強みのことです。

## 2章 院長の不安

### 問題点: 患者さんが多くて忙しいが、売上や利益が上がらない

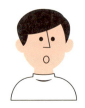

**院長の不安**

順調に新患数は増えてるのに、いっこうに売上が上がらない……。おかしいなぁ。

### 解決すべきこと

■ 売上の上がらない原因がわかっていない

穴の空いたバケツに水を注ぐのと同じように、新患が増えても、中断する患者さんが多い場合、患者1人あたりの売上が低くなっているかもしれません。

あるいは、中断はしなくても、そもそも治療の単価が低いままで治療が終了してしまっているなど、売上の上がらない原因を知らなかったり調べていない場合、こうした悩みが出てきてしまいます。

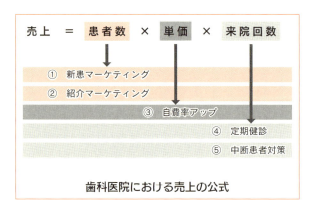

歯科医院における売上の公式

売上 = 患者数 × 単価 × 来院回数

① 新患マーケティング
② 紹介マーケティング
③ 自費率アップ
④ 定期健診
⑤ 中断患者対策

### Dr. 黒飛［歯科医師コンサルタント］からの **アドバイス**

　たとえば、中断患者さんの数は多くないでしょうか。確認しましょう。
　また、患者1人あたりの売上を上げるためには、自費診療のメニューを増やしたり、定期健診を勧めて来院回数を増やすようにします。そのための**カウンセリングやコンサルティングを行いましょう**。

### DH 濵田［歯科衛生士コンサルタント］からの **アドバイス**

　同じユニット数で、患者数が増えても売上が上がらない場合には、いくつかの課題があります。課題をあぶり出すために以下の点について自院の状況を把握しましょう。そして、**時間効率のよい診療の仕組み**をつくりましょう。

・定期来院の患者さんのタイムマネジメント
・治療終了後の患者さんの定期来院移行の仕組み
・定期来院患者さんの自費診療への移行の仕組み

## 具体的な解決策

### ■ 患者1人あたりの単価と通院回数を増やす

　売上の公式「売上＝患者数×単価×回数」における、単価と回数を上げることが大事です。単価を上げる主な対策は、自費診療への移行や自費メニューを増やすことです。回数を増やすいちばんの方法は、定期健診に通ってもらうことです。
　これらの対策は、1人の患者さんにたくさん診療サービスを利用してもらうことにつながります。

**成功のMessage**
あなたの歯科医院では、売上の公式においてどの部分が問題で売上が上がっていないのでしょうか。細分化して考えることで、問題が明確になり、対策も明確になります。

## 2章 院長の不安

### 問題点 患者さんからの紹介が増えない

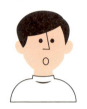

**院長の不安**

他の先生のところでは、口コミや紹介で来院する患者さんが多いと聞いているけど、
うちの医院に来ている患者さんは紹介来院ってあまりないなぁ……。

### 解決すべきこと

■ **紹介したいと思ってもらえていない**

現在通ってくれている患者さんに、他人を紹介するほどの良さをわかってもらえていないようです。

■ **口コミを起こす仕組みがない**

誰かに紹介したいと思ったときに、パンフレットなどのツールがなければ口コミは広がりづらいです。

**口コミ名刺の一例**

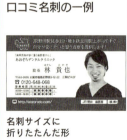

名刺サイズに
折りたたんだ形

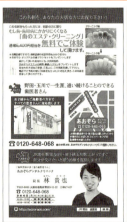

表面

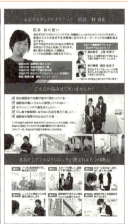

裏面

## Dr. 黒飛［歯科医師コンサルタント］からの アドバイス

まず、紹介したい歯科医院であること。これはどんなマーケティング施策よりも大事なことです。先生やスタッフは、患者さんが紹介したくなる治療の技術や接遇を身につけてください。

次に、**患者さんが紹介しやすくなるような仕組みを導入する**ことです。この2つが揃って初めて紹介来院が増えます。どちらか片方だけでは不十分です。

## DH 濵田［歯科衛生士コンサルタント］からの アドバイス

既存の患者さんに以下の質問を行い、意見をヒアリングしましょう。そして、その結果をホームページなどをつうじて新規の生活者に発信することで、患者さんからよい反応が取れるかもしれません。

Q. なぜ私たちのクリニックに来てくださっているのか？
Q. なぜここで治療を受けてくださるのか？
Q. なぜ定期健診を受け続けてくださるのか？

治療内容の良さはもちろんのこと、「この歯科医院で歯を白くしてもらった」「茶渋を取ってもらった」など、**口コミしてもらいやすいメニュー**を増やしましょう。

## 具体的な解決策

### ■ 患者さんにアンケートを取る

既存の患者さんに、先生の歯科医院の良さを聞いてみましょう。そこを伸ばすことで、自然と患者満足度が上がり、紹介が増えるきっかけになります。

### ■「口コミ名刺」を作る

紹介マーケティングの仕組みを導入してください。たとえば、名刺です。単なる名刺ですと口コミになりませんので、先生の歯科医院の強みを書いた「口コミ名刺」を制作しましょう。患者さんが得するベネフィット（オファー）を入れられるとよいと思います。

### ■ 見込み患者さんを集めてイベントを開く

無料での妊産婦向け歯みがき教室や母と子の歯みがき教室、食育イベントなど行うと、口コミを起こすことができます。

**Keyword 「口コミ名刺」**
配るだけで、患者さんが患者さんを自動的に呼んでくれる名刺です。紹介来院に重点を置く歯科医院には必須のアイテムです。

## 2章 院長の不安

### 問題点　中断患者数が多い

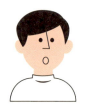

**院長の不安**

治療を中断する患者さんが多いから、新患をいくら増やしても安定しない……。どうすれば中断しないようになるんだろうか……。

### 解決すべきこと

■ 中断対策のための施策ができていない

いまだに「主訴が解決できればよい」という考えで歯科にかかる患者さんは多いものです。治療が完了する前に、またメインテナンスに移行する前に「中断するとこんなデメリットがある」という患者教育を行えていないことが原因のひとつではないでしょうか。

#### 中断患者対策の仕組みづくりの例

| 流れ | 対策例 |
| --- | --- |
| 1 中断患者数を把握する<br>↓<br>2 中断の理由を明確にする<br>↓<br>3 対策をうつ | ・アンケート<br>・事前電話<br>・フォロー電話<br>・ハガキ<br>・患者さんに合った定期来院メニューの作成<br>　　　　　　　　　　　　　　　など |

## Dr. 黒飛［歯科医師コンサルタント］からの アドバイス

中断患者数が0人の歯科医院になれば、毎月の新患数の分、来院患者さんが増えることになり、あっという間に予約の取れない歯科医院になります。新患を増やすことも大事ですが、**中断対策の仕組み**があるとマーケティングも効果的です。

## DH 濵田［歯科衛生士コンサルタント］からの アドバイス

院長先生の言う「中断患者」の中には、日程を変更した「キャンセル患者」も入っていませんか？「キャンセル患者」と「中断患者」は分けて考えましょう。

「中断患者」は、もうその歯科医院には行かないと考えている場合が多くあります。院長先生が、「患者さんからまた連絡が来るだろう」とたかをくくって待っているだけでは危険です。「中断患者」に対しては、「治療途中の歯の状態は大丈夫ですか？ その状況を放置してしまうと、将来的には歯を抜くことになるなど、治療期間も長引き、治療費用も高くなる危険がありますよ」と、心配をしていることをお伝えしましょう。

歯科医院にとって、**「中断患者」は経営上、費用面でも信頼関係の面でも放置してはいけない課題**です。問題点を見つけて改善しましょう。

## 具体的な解決策

### ■ 治療を中断する原因を明確にする

現代マーケティングの第一人者であるフィリップ・コトラーは、「新規顧客の獲得には、既存顧客を満足させ維持する場合の5倍から10倍のコストがかかる」と言っています。新患を集めることは大事ですが、中断への対策ができていないと、穴の空いたバケツに水を入れるようなものです。

なぜ治療の中断に至ったか、原因を明確にすることから始めましょう。ただ、中断の理由を直接中断した患者さんに聞くことはできないので、既存の患者さんに「この医院がよりよくなるために何ができるか」を聞きましょう。

### 成功のMessage
中断対策には、中断のデメリットを院長とスタッフ全員がしっかりと理解し、医院全体にその考えが浸透していることが大事です。

## 問題点 医院案内パンフレットの作り方がわからない

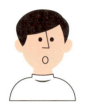

**院長の不安**

初診の患者さんに配布する、
パンフレットの作り方がわからない。
どんな内容であれば、当院のことを
知ってもらえるのだろう……？
どうせ捨てられるなら作らないほうがマシ……？

### 解決すべきこと

■ **効果的な医院案内の作り方を知らない**

　初診の患者さんに、自院の理念や方針を理解して通ってもらうためには、初診時の対応が肝心です。
　パンフレットなどの形でしっかりとしたツールがあれば、初診カウンセリングなどもより効果的に行えます。結果、来院回数が増えたり、紹介が増えたりするでしょう。

■ **医院案内の重要性を認識していない**

　はじめて来院した患者さんが、あなたの歯科医院のサービスに満足しても、いったん医院を出れば、あなたの歯科医院のことを忘れてしまうでしょう。そこで効果的な医院案内を渡しておけば、ふとしたときに家族や知り合いにあなたの歯科医院のことが伝わる可能性が上がります。

1. 院内マーケティングについての不安

### Dr. 黒飛 ［歯科医師コンサルタント］ からの アドバイス

　医院案内のパンフレットは、初診患者さんに先生の歯科医院の方針を伝えてくれるツールとなるので、しっかりと効果的なパンフレットを作りましょう。
　作る過程で自分の医院のことを見つめ直すことも大事ですね。

### DH 濵田 ［歯科衛生士コンサルタント］ からの アドバイス

　患者さんに自分の歯科医院のサービスを知ってもらう方法には、数えきれないほどの選択肢があります。初診時にお渡しする医院案内のパンフレットは、自院の自己紹介です。
　ときどき、業界人からも「すごい」と言われるような、臨床症例などが多いパンフレットを見かけますが、実は、患者さんが医院案内のパンフレットで読みたいのは、そんな症例の数々よりも、その治療を受けた患者さんの喜びの声かもしれません。自院の強みを整理し、患者さん目線で作成することがポイントです。

## 具体的な解決策

### ■ 患者さんの知りたがっている情報を掲載する

　必ず掲載すべきなのは、「医院の紹介」「院長の紹介」「医院の強み」「注意事項」「地図」などです。
　その他の内容については、フレームワークという考え方を使いましょう。たとえば治療の内容などを5W1Hというフレームワークに当てはめ、「いつ、どこで、誰が、何を、なぜ、どんなふうに」という順番で書き出していくとよいと思います。
　また、治療の内容以外では、親近感を持ってもらうために多少のプライベートな情報も盛り込むとよいでしょう。

**成功のMessage**
効果的なパンフレットの形状は、A4の3つ折りで表裏カラーのものです。患者さんも持ち運びしやすいうえに、医院の強みもしっかりと載せることができるサイズです。

2章 院長の不安

> **問題点** 来院患者さんに対して、どう情報提供すればよいかわからない

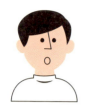

**院長の不安**

医院新聞やニュースレターは
作ったほうがいいの？
作ったほうがいいとは思うけど、
手間ばかりかかって効果がないんだったら、
続かないしなぁ……。

## 解決すべきこと

■ 医院案内の重要性と意義を知らない

　医院案内には、P.120で述べた医院案内パンフレットのほかに、医院新聞、ニュースレターなどがあります。
　医院新聞もニュースレターも、基本的には院内の患者さんに向けて情報を発信するためのツールです。

**医院新聞の制作事例**

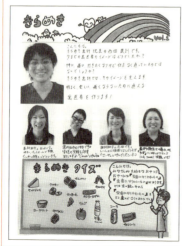
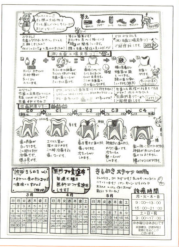

## Dr. 黒飛 [歯科医師コンサルタント] からの アドバイス

私たちは、毎日歯科医院にいることがあたりまえになってしまっていますが、患者さんにとっては、歯科医院に通うことは非日常です。また、患者さんは歯科のことをよくわかっていません。インターネットで得た情報で知っているとか、友人に聞いて知っている程度です。

ましてや、先生の歯科医院のことを理解して来院されているはずはありません。そんな患者さんに少しでも親近感を持ってもらい、定期来院につなげるために、ぜひ**医院新聞やニュースレターを書きましょう**。

## DH 濵田 [歯科衛生士コンサルタント] からの アドバイス

医院新聞やニュースレターの使い道をよく考えてから、作成しましょう。新聞やニュースレターを出すほど、発信する情報を整理できるのかをよく検討してください。「誰に発信するか」「何を発信するか」について明確にしたうえで、必要だと感じた場合にはおすすめします。また、**やりはじめたら続けることが大切**です。

医院の既存のサービスを伝えたい場合は、提供するサービスを明記した「口コミ名刺」(P.116、117)でPRすることをおすすめしています。

### 具体的な解決策

■ **うまくいっている他院の新聞やニュースレターを参考にする**

医院新聞やニュースレターは、他の歯科医院が出されているものをモデリングすることが大事です。いきなりゼロから作るのではなく、他の歯科医院で作られたものを参考にして、構成や内容を作っていきましょう。

うまくいっている歯科医院の医院新聞やニュースレターのポイントは、写真が多い、規格ができている、プライベートな情報がある、読んで患者さんが得する情報がある、新聞を持ってくるとプレゼントがある、などです。

#### 成功のMessage

患者さんによって感じとるルートは違います。視覚情報が響く人、聴覚情報が響く人、感覚の情報が響く人とまちまちです。視覚情報を補うには、新聞やニュースレターを必ず作りましょう。

## 問題点 自費診療の設定価格に迷いがある

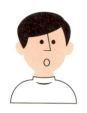

### 院長の不安

今の自費診療の価格設定は適切なのか……？
患者さんが納得する自費診療の
価格のつけ方がわからない……。
勤務医時代の医院ではかなり安かったから、
ある程度、上げたのだけど……。

## 解決すべきこと

■ 過去の経験から、根拠のない自費金額を設定している

　実際は、地域の患者さんが支払いやすい価格帯が存在します。周囲の歯科医院の価格とも比較して、どのくらいが適切な価格帯かを知ることは重要です。そのうえで、原価から価格を設定することが大事です。

---

**自費診療価格の設定方法**

1　周辺歯科医院の自費診療価格を調査する
2　院長が心から提供したい自費メニューをピックアップする
3　歯科医院にも利益が残り、患者さんも払いやすい価格を設定する
　　※いちばん提供しやすいものを真ん中の価格帯に設定する

## Dr. 黒飛［歯科医師コンサルタント］からの アドバイス

　価格のつけ方で、成約率や売上、医院の方針まで変わりますので、自費診療の価格設定は大事です。
　しっかりと**根拠をもって、自費診療の価格設定を行いましょう**。

## DH 濱田［歯科衛生士コンサルタント］からの アドバイス

　価格を上げても患者さんが離れていくことなく、売上が上がる方法はあります。それには、**値段だけではなく価値を伝える話し方**をされるとよいと思います。
　ただし、歯科衛生士分野のように原価が低い場合は、価格を下げることで多くの患者さんがそのサービスを受けてくれることもあるので、価格の設定には注意が必要です。

## 具体的な解決策

### ■ 地域の他の歯科医院の自費診療価格を調査する

　ホームページや、手に入ればパンフレットなどで、他の歯科医院の価格を調べましょう。特に、インプラント治療や矯正治療の価格は、同じ合計金額であっても、見せ方によってお得に感じたり高く感じたりします。しっかり調べたうえで自費診療の価格を設定しましょう。

### ■ 法則を理解して価格を設定する

　価格のつけ方にも法則があります。先生がいちばん提供したい診療を、患者さんの選びやすい価格に設定することです。
　たとえば、価格の異なる3つの商品を提示すると、真ん中の価格の物が選ばれやすいという法則を利用して、先生の提供したい診療が真ん中の価格に来るように設定しましょう。そうすれば、患者さんは真ん中の価格の診療を選びやすくなります。

### 成功のMessage
自費診療の価格は、ホームページ等にあらかじめ記載しましょう。値段の書いていない寿司屋に入りにくいのと同じように、自費診療の価格は事前に知っておきたいのが、患者さんの心理です。

## 2章 院長の不安

### 問題点 待合室に置く雑誌に迷っている

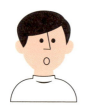

**院長の不安**

待合室には、どんな雑誌を置けばいいのかな？
なんとなく自分で選んで
雑誌を置いてるけど……。

### 解決すべきこと

■ 院内の些細なこととして、しっかりと考えていない

　待合室の雑誌をなんとなく院長が選んでしまっているようですが、それが患者さんにとって読みたい本であるかどうかはわかりません。多くの場合、患者さんのニーズとズレが生じていると思います。

　かといって、スタッフに任せても、患者さんの年齢層が求めるものと違う雑誌を選んでしまう場合があります。

　雑誌の選択1つとっても、明確な判断基準をもつことが大事です。

## Dr. 黒飛 [歯科医師コンサルタント] からの アドバイス

患者さんにアンケートをとりましょう。答えは患者さんが持っています。あるいは、スタッフにアンケートをとってみましょう。
院長の目線で選ぶのではなく、**患者さんやスタッフの意見を取り入れましょう**。

## DH 濱田 [歯科衛生士コンサルタント] からの アドバイス

**年齢別、ライフステージ別に本を選びましょう**。医院の待合室に置いてある本は、歯科医院の品格とみられる場合があります。やや低俗な雑誌などは避けた方がよい場合が多いですよ。
また、古くなった週刊誌を置いていると、手入れがされていないような印象を与えることもありますので注意してください。
人気の連載漫画は、地域によっては患者さんに喜ばれ、待ち時間のストレス解消になっていることもあるようです。

## 具体的な解決策

■ 明確な判断基準を持って、雑誌を選択する

待合室に置く雑誌を選ぶための判断基準をもつには、以下の3つの方法があります。参考にしてください。

①患者さんの年齢層や、どんな雑誌を読みたいかについて、
　待合室でアンケートをとる。

②人気の美容院の待ち時間対策を参考にする。
　待合室で待ち時間が多い場合は、続編のある漫画や本・週刊誌などを置く。

③来院してほしい患者層向けの本を置く。
　例：家庭画報、週刊文春、旅行の本など

**成功のMessage**
雑誌だけでなく、スタッフ紹介ファイルなどの医院の信頼を増すコンテンツや、患者さんからよくある質問について Q&A などをまとめておくのもよいでしょう。

## 2章 院長の不安

> **問題点** 支払い方法にクレジットカードを導入するか迷っている

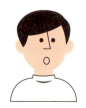

**院長の不安**

他院で導入したと聞いたけど、クレジットカードを導入したほうがいいの？高い手数料取られるのは嫌だけどなぁ……。

### 解決すべきこと

■ **クレジットカード導入の長所と短所を知らない**

　メリットは、何より患者さんが支払いやすくなることです。結果、今までよりも成約率が高くなることがあります。
　デメリットは、手数料がかかることや、支払手続きに手間が増えることが挙げられます。
　これらのメリットとデメリットを考えたうえで、どのように導入するかを考えましょう。

■ **支払い方法が増えるメリットを知らない**

　例えば、現金払いだけでなく、クレジットカード払いや分割払い、振込など、支払い方法を増やすと患者さんは支払いやすくなります。これは、成約率の向上にもつながります。結果、売上の向上につながることもしばしばです。患者さんがお金を支払いやすい状況をつくりましょう。

### Dr. 黒飛 [歯科医師コンサルタント] からの アドバイス

**クレジットカードでの支払いは、自費診療だけに留めておく**とよいと思います。導入している医院の多くがその方法でうまくいっています。

### DH 濵田 [歯科衛生士コンサルタント] からの アドバイス

今は、自費診療や高額治療の患者さん向けの支払い方法として、クレジットカードの導入をおすすめしています。

ただし、クレジットカードの種類によっては手数料が高いこともあるので、導入する際にはロイヤリティーの確認をしてください。

## 具体的な解決策

### ■ 具体的な導入条件を確認してからカード会社を選定する

クレジットカード会社の選定は、「手数料」「支払い日」「カードが使える最低価格」「各種カードが使える限度額」の確認をしてからスタートしてください。

また、導入にあたりタブレット端末など必要なものがあるのかも確認しましょう。

### ■ 導入前の準備を怠らない

いざ導入が決まったら、患者さんにお知らせするためのツールを準備したり、ミーティングでスタッフへ告知したりしましょう。

また、受付がスムーズにクレジットカード決済を行えるように訓練しましょう。

#### 成功のMessage

経済産業省は、東京オリンピックにむけて、「世界でもっともクレジットカードが使いやすい安心・安全な国日本」の実現を図り、クレジットカード決済の健全な発展を目指しており、歯科業界も例外ではありません。

## 2章 院長の不安

### 問題点 プロモーション動画を制作するが、スタッフの協力を得られない

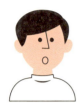

**院長の不安**

医院の紹介動画を作りたいけど、
スタッフが出てくれそうにない。
他の先生の医院はスタッフが協力的なのに……。

### 解決すべきこと

■ **スタッフにマーケティングの重要性が伝わっていない**

　プロモーション動画は、地域の患者さんに歯科医院の良さを伝える機会です。ぜひ、スタッフにもその大切さを伝えましょう。

■ **スタッフが協力してくれるマネジメントができていない**

　消費者は動画を見て、商品の購入を決定する時代です。それと同じように、患者さんは動画を見て、歯科医院を判断する時代になっています。このように、紹介動画を制作することは、マーケティングの観点から非常に大事です。

　マーケティングは進化しているため、いろいろなマーケティングに取り組むことが必要ですが、歯科医院で行う活動としてスタッフが協力してくれることが大事になってきます。

　多くの患者さんに先生の医院を知ってもらうためにも、院内のスタッフマネジメントもしていきましょう。

1. 院内マーケティングについての不安

### Dr. 黒飛 ［歯科医師コンサルタント］ からの アドバイス

　スタッフが出てくれればよりよい動画になりますが、実は**患者さんが知りたいのは、院長先生であって、スタッフではありません。**ですので、無理してスタッフに出てもらうこともないと思います。院長が出演する動画だけでも、患者さんにとっては十分魅力的です。

　もちろん、スタッフが協力してくれるほうがベターです。この動画制作をつうじて、スタッフマネジメントのきっかけにするとよいかもしれませんね。

### DH 濵田 ［歯科衛生士コンサルタント］ からの アドバイス

　スタッフが動画に出ないことより、スタッフが経営者である院長先生の決定した取り組みに協力しないことが問題です。

　しかし、多くの院長先生は、何のためにその動画を作ろうと思ったのかを協力してもらいたいスタッフに伝えきれないまま撮影に取り組もうとする傾向にあります。その場合、スタッフはその院長先生の強引さを拒んでいるという可能性もあります。女性スタッフは、相談もなく突然協力を求められることを不安に思います。

　最悪の場合は、出てもいいというスタッフだけにでも出演してもらい、応援してもらいましょう。本来、撮影はスタッフ一丸となって取り組んでほしいことですが、組織全体を底上げする時間がないときには、積極的に動いてくれる人を中心に育成・支援し、参加を拒んだスタッフに良い影響を与えるのが効果的です。

## 具体的な解決策

### ■ プロモーション動画の重要性をスタッフに伝える

　スタッフに、マーケティングの時代の流れを伝えて、動画の重要性を理解してもらいましょう。他の歯科医院の動画を一緒に見れば、プロモーション動画とはどんなものなのかを知ってもらえます。

　同時に、院内ミーティングを行い、院長の想いを伝えるチャンスをつくりましょう。そして、少しでも協力してくれそうなスタッフから話をスタートしましょう。

### 成功のMessage
現在、多くの人が購買において動画を参考にしています。歯科医院でもYouTube動画を作ることで患者さんにアピールができます。

2章　院長の不安

## 問題点　休診日に患者さんを取り逃している

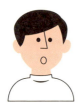

**院長の不安**

うちは木曜日と日曜日が休診日だけど、
向こうの歯科医院が無休で、
さらに日曜診療も始めて……。
今までうちに通ってくれてた患者さんが
減ったような気がする……。

### 解決すべきこと

■ 休診日に対応できる仕組みがない

　休診日に急患や新患が先生の歯科医院に連絡がとれる手段、仕組みがありません。

■ 休診日の患者さんの価値を理解していない

　保険診療中心の歯科医院でも、1人の患者さんは生涯8万円以上の売上を上げてくれることがわかっています。休診日に患者さんを取り逃すことは、それだけ機会損失につながっています。

1. 院内マーケティングについての不安

### Dr. 黒飛［歯科医師コンサルタント］からの アドバイス

患者さん目線から見ると、日曜日に診療をしている歯科医院の存在はありがたいのです。ですので、**先生の歯科医院に余裕があれば、日曜診療も検討したい**ところです。現実的でないことも多いですが、先生の医院の既存の患者さんが、急患として他院に言ってしまうのは残念です。何かしらの対応ができる仕組みをつくりましょう。

### DH 濱田［歯科衛生士コンサルタント］からの アドバイス

日曜診療のニーズはあると思いますが、既存の患者さんを取りこぼさない仕組みを構築していれば、あまり気にする必要はないと思います。もし診療時間を増やすなら、早朝診療をおすすめしています。

朝6時からは院長先生と歯科助手で治療をし、7時からはオフィスに行く前のメインテナンスを行うなどして、患者さんに喜ばれている歯科医院もあります。

## 具体的な解決策

### ■ 1人の患者あたりの機会損失額を知る

1人の患者さんが他院に行ってしまうと、保険中心の歯科医院でも最低8万円の生涯の売上損失につながります（これを LTV［生涯患者価値］といいます）。1ヵ月に何人の患者さんを逃しているでしょうか。それは生涯の売上にするといくらになるでしょうか。考えてみてください。

### ■ 休日に診療を希望する患者さんを逃さない

患者さんの歯の痛みには休みがありません。休診日に電話を取れる仕組みを構築しましょう。たとえば、現在いるスタッフや過去に働いていたスタッフに、転送設定を利用して電話対応のアルバイトをしてもらうことも手です。それが難しければ、電話受付代行サービスなどを利用して、患者さんを取りこぼさないようにしましょう。また、休日だけでなく、お昼休みの患者さんの取りこぼしもなくしていきましょう。

#### 成功のMessage

歯科医院に、平日に休みがあると思っていない患者さんも多いのです。最近は日曜診療を行う歯科医院も多いので、可能な限り対応したいところです。

2章　院長の不安

## 問題点　LINEが増患に有効かわからない

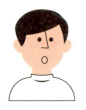

**院長の不安**

有名な先生の歯科医院が、LINEを使って患者さんに連絡をしているようだけど、有効なのだろうか？
それで患者さんが来るのならやってみたい。

## 解決すべきこと

- **新しいマーケティング「LINE」の使い方を知らない**

　LINEは、2015年4〜9月期で、国内登録者数は5,800万人、日本の人口の40％以上をカバーしていると発表しています。それくらい影響力のあるツールではありますが、歯科にどのように落とし込むかを考える必要があります。

- **変化するマーケティングに対応できていない**

　時代の変化とともに、マーケティング戦略は市場を把握し、歯科業界の市場に適応したものを考えることが必要です。歯科業界の顧客市場は、時代の変化とともにつねに変化しており、変化に対応するべく、歯科医院もマーケティング活動をしていかないといけません。

1. 院内マーケティングについての不安

### Dr. 黒飛 [歯科医師コンサルタント] からの アドバイス

現在、LINEを歯科業界で活用できている歯科医院は多くありません。

というのは、LINE導入で目指すのが患者さんのフォローなのか、キャンペーンを打って来院を促すのかなど、目標が不明確なまま導入しようとしている歯科医院が多いからです。

**LINEを導入する目的を明確にしましょう。**

### DH 濱田 [歯科衛生士コンサルタント] からの アドバイス

LINEやFacebookをメインテナンスの患者さんとのコミュニケーションツールに上手に使いこなしている歯科医院があります。たとえば、メインテナンス日の確認メッセージ、手術後の状況確認の連絡、定期健診のご案内などが挙げられます。

しかし、使い方を誤ると患者さんとの距離が近づきすぎて問題が生じる場合もあります。**一定の距離感を大事にしましょう。**

## 具体的な解決策

■ 導入してみてLINEマーケティングの可能性を探る

LINE導入の方法は、歯科医院専用の「○○歯科医院」という名前をつけたLINEのアカウントを取得し、既存の患者さんを友達追加して、フォローするだけです。

また、広く情報発信したい場合は、「LINE@」のアカウントを作成し、既存の患者さんにどんどん友達申請をします。不定期でいいので、キャンペーンやお得な情報を流してみましょう。

ただし、LINEを導入して成功した歯科医院の成功事例が増えてきてからでも遅くはありませんので、現在(2016年7月)は、まだ他のマーケティング戦略に時間とお金をかけるべきかもしれません。

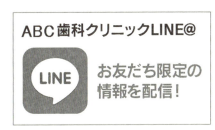

### Keyword 「LINE」

無料コミュニケーションツール。「チャット」や「通話」が無料で楽しめる。メールでの連絡は手軽なチャットへ、電話料金がかかる携帯電話での通話はLINEの無料通話へ取って代わりつつあります。

## 2章 院長の不安

### 問題点 以前の集患方法に固執してしまっている

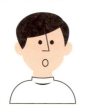

**院長の不安**

最近、ホームページからの患者さんが減ってきている気がする。
ちゃんと内容は充実させているのに、なぜだろう……。

### 解決すべきこと

■ 時代が変わってきているのに、
歯科医院のマーケティングが変わっていない

　以前は電話帳広告や、駅看板が集患に効果的と言われた時代がありました。しかしながら、現在、電話帳で歯科医院を探す患者さんは大幅に減りました。
　このような状況であるにも関わらず、過去の増患方法に固執してしまっていると、新しいマーケティングの手法に取り組む歯科医院に差を付けられます。

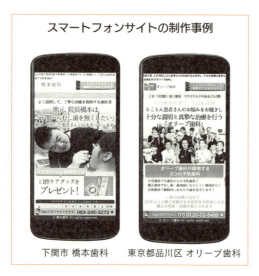

スマートフォンサイトの制作事例

下関市 橋本歯科　　東京都品川区 オリーブ歯科

## Dr. 黒飛 [歯科医師コンサルタント] からの アドバイス

現在、パソコン専用のホームページよりも、スマートフォン専用のホームページで歯科医院を探す患者さんの方が多い状況です。このような状況下で、歯科医院がパソコンサイトだけでアピールしていても、効果的な集患ができません。最新の集患方法である、**スマホサイト集患や動画マーケティングで、患者さんに訴求**していきましょう。

## DH 濵田 [歯科衛生士コンサルタント] からの アドバイス

今は、定期健診やホワイトニングなど、インターネット上に歯科の情報が氾濫しすぎていて、患者さんはどこで何をしてもらったらいいのかわからない状況にあります。自院が本当に患者さんに提供したいことや、患者さんに本当の価値を提供できるものを、**ホームページとは別の手段でも明確にしてしっかり伝えま**しょう。

## 具体的な解決策

### ■ 新しいツールを使って医院をアピールする

歯科医院を探す患者さんの7割以上がスマートフォンを使って検索しています。また、最近の消費者は動画で商品やサービスを判断しています。歯科も例外ではありません。歯科医院専門のスマホサイト制作、プロモーション動画制作をして、しっかりあなたの歯科医院の強みを患者さんに伝えましょう。

プロモーション動画制作事例

奈良県　やまうち歯科クリニック

### 成功のMessage

動画は、静止画の約5,000倍の情報量を同じ単位時間当たりに伝えることができると言われています。ぜひ、説明等に動画を利用しましょう。

## 2章 院長の不安

### 問題点 ホームページを新たに作っただけで何もしていない

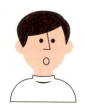

**院長の不安**

結構お金をかけて、デザイナーさんにいいデザインのホームページを作ってもらったんだけど、患者さんが増えないんだよね……。

### 解決すべきこと

■ **ホームページはデザインが大事だと思っている**

　きれいなホームページを作っても、来院につながるマーケティングのデザインができていないと、来院電話につながりません。
　ホームページの目的は「増患」です。決して友人のドクターに「デザインのきれいな、かっこいいホームページ」と思ってもらうことが目的であってはいけません。多くの先生が患者さんより友人のドクターの評価を気にしています。患者さんの視点と歯科医師の視点は違うのですから、患者さんが増えないのは当然です。

■ **ホームページを作っただけで、見てもらえていない**

　せっかく素晴らしい、来院電話率の高いホームページを作っても、そのホームページを見る人がいなければ、来院電話は鳴りません。多くの人に見てもらえるような施策をする必要があります。

## 2. 院外マーケティングについての不安

### Dr. 黒飛 [歯科医師コンサルタント] からの アドバイス

ホームページは作っただけではダメです！　せっかく来院電話率の高いホームページを作ったなら、ぜひ**たくさんの患者さんに見てもらうための施策（SEO、PPC広告）**を打ちましょう。

### DH 濱田 [歯科衛生士コンサルタント] からの アドバイス

新患を期待して作成したホームページですか？　今あるホームページには歯科医院の特徴や情報は正しく記載してありますか？　ホームページの中に外国人や現在勤務しているスタッフとまったく違う雰囲気の人が出てくるような映像が導入されているものだと……患者さんはその歯科医院に自分が行くイメージがわきません。

患者目線で考えると、ホームページで歯科医院をイメージでき、魅力を感じてこそ行きたいと思うものです。自分がその歯科医院に行くイメージがわくことが、来院につながります。デザインを工夫しただけのホームページでは、増患は難しいです。ホームページで患者さんを増やしたいなら、**反応のよいホームページ制作に長けた歯科専門業者へご相談ください**。

### 具体的な解決策

■ ホームページからの集客の公式を理解する

ホームページからの来院電話数は、「ホームページのよさ×ホームページのアクセス数」です。まずは来院電話率の高いホームページを作り、次に、たくさんの患者さんに見てもらうための、SEOやPPC広告に取り組むことが大事になります。

来院電話率の高いホームページは、患者さんのニーズを埋める構造が大事です。SEO、PPC広告等は、費用対効果の高い形で取り組むことが大事です。

**Keyword**
**「SEO（検索エンジン最適化）」** Webサイトが検索結果でより多く露出されるために行う一連の最適化施策。
**「PPC（Pay Per Click）広告」** アドワーズ広告、クリック課金型の広告です。Google AdwordsやYahoo!リスティング広告などがあります。

2章　院長の不安

## 問題点　ホームページにもっと院長が出たほうがいいのか迷っている

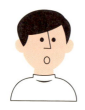

**院長の不安**

大きい歯科医院のホームページには、院長やスタッフの写真が多く載っているけど、うちのホームページにも自分の写真を載せたほうがいいのかなぁ……。
あまり出たくないんだけどなぁ……。

## 解決すべきこと

■ 院長が前面に出ることが大事であるという認識がない

　どの歯科医院のホームページであっても、患者さんが多く閲覧するページのトップ2は、「トップページ」と「院長紹介ページ」です。
　これはつまり、患者さんは歯科医院の院長のことを知りたがっていると理解できます。院長がホームページに出て、想いや経歴、得意な施術などを紹介することは重要なのです。

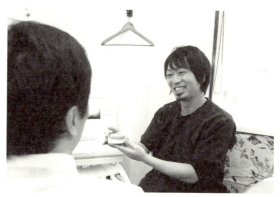

ホームページ用の院長写真の例

## 2. 院外マーケティングについての不安

### Dr. 黒飛［歯科医師コンサルタント］からの アドバイス

患者さんがいちばん知りたいのは、院長先生です。どんな先生なのか、歯科医院に行くことに不安を持っている患者さんが多いのです。ホームページでは院長先生の写真や、どんな想いで診療しているかという理念を伝えましょう。

### DH 濱田［歯科衛生士コンサルタント］からの アドバイス

ホームページには院長先生の顔写真が出ているほうがよいです。患者さんが歯科医院選びでいちばん知りたいのは、院長先生です。患者さんが院長先生の雰囲気や考え方などを事前に知ることで、安心できると考えることもあります。

ポイントは人柄や想いです。院長先生が自分の勉強会や経歴を盛り沢山に宣伝しているホームページもありますが、意外と患者さんが知りたいのは、「院長はどんな想いで歯科医師になったのか？」「どんな思いで歯科医院を経営しているのか？」などです。

院長先生の人柄や想いを、ホームページをつうじて、来院を検討している患者さんに伝えていきましょう。

## 具体的な解決策

### ■ 院長のさまざまなシーンの静止画を設置する

院長の正面の顔写真だけでなく、診療シーンやカウンセリングシーンなど、院長の良さが伝わるだろう写真を撮影します。プロのカメラマンに依頼するのもよいでしょう。できあがった写真から適切な写真を選び、ホームページに掲載します。

### ■ 院長の話す動画を設置する

可能であれば、動画で院長が話しているようすを載せるとよりよいでしょう。写真では硬い雰囲気の人でも、動画だと優しい雰囲気が出やすいようです。

### 成功のMessage

患者さんが気にしているのは、院長です。院長をしっかりとブランディングできている歯科医院に患者さんが集まります。

2章 院長の不安

> 問題点 **どれくらい広告費をかけてよいかがわからない**

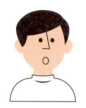

**院長の不安**

毎月、どれくらい広告費をかけていいのか、わからない…。
他の医院ってどうしてるんだろう？
あまりかけ過ぎてもよくないだろうけど。

## 解決すべきこと

■ 院長が広告費に対する明確な基準を持っていない

　自院に必要な広告費の算出方法を知らなければ、必要以上に広告に出費したり、逆に費用をかけなすぎて露出の機会を逃してしまったりということもあります。

---

**歯科における LTV の目安と計算方法**

【診療タイプ別】LTV の目安
保険診療中心……………………………………………………… 8〜10万円程度
自費率が高い……………………………………………………… 20〜40万円
インプラント治療中心…………………………………………… 50万円
矯正治療専門……………………………………………… 100万円を超えることもある

**LTV の計算方法**
LTV＝過去すべての総売上（保険・自費・その他）÷カルテ枚数

## 2. 院外マーケティングについての不安

### Dr. 黒飛［歯科医師コンサルタント］からの アドバイス

1人の患者さんがあなたの歯科医院に来院された時に、**生涯にわたってどれくらいの売上を上げてくれるか**から考えましょう。これを「生涯患者価値（LTV）」と言います。これが広告費の判断基準になります。

### DH 濱田［歯科衛生士コンサルタント］からの アドバイス

広告を出すことに対して控えめな歯科医院が多いですが、どんなにさまざまな取り組みを強化したり、施術を研鑽したりしても、患者さんにそれを知ってもらえなければ、出会うこともできませんし、**選んでもらえなければ宝の持ち腐れ**です。歯科医院にとって重要なのは、出す時はある程度出すという選択です。

## 具体的な解決策

■ LTVから、投資できる広告費の金額を計算する

LTVがわかると、1人の患者さんが来院するためにかけてもいい広告費（目標CPA）が明確になります。LTVは、「過去の総売上÷カルテ枚数」で算出できます。

目標CPAは、「LTV×20〜30％」で計算できます。一般的に、この範囲内であれば十分利益が出ると言われています。

費用対効果が合えば、歯科医院のキャッシュフローの範囲内で、どんどん広告費をかけても問題ありません。

**MEMO 「LTV」**
Life Time Value. 生涯患者価値。1人の患者さんの来院により見込める生涯の総売上。

**「CPA」**
Cost Per Acquisition. 1人患者獲得コスト。

## 2章 院長の不安

### 問題点 若い先生が自分の歯科医院の近くに新規開業した

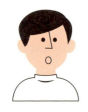

**院長の不安**

自院の近くに若い先生が新規開業したらしい。内覧会にはたくさん見学に来ていたと聞いた。CTやセレック、マイクロスコープなども入っているらしい。
うちの患者さんが減るんじゃないか不安……。

### 解決すべきこと

■ 自院の患者さんが減る理由を誤解している

　この先生は、最新機器の有無で患者数が減ると誤解しています。また、患者数の減少をそのせいにしています。
　現在通ってくれている患者さんに対する視点が大事になります。現在の患者さんは満足して通ってくれているわけですから、そこを伸ばすことが大事です。

2. 院外マーケティングについての不安

### Dr. 黒飛 [歯科医師コンサルタント] からの アドバイス

すでにたくさんの患者さんが先生の医院に来院されています。その患者さんを大事にすることをいちばんに考えてください。今の先生や医院によさがあるから、今の患者さんが来ているのです。

これを機に、**なぜ自院が選ばれているかを明確にして、その強みを見込み患者にも伝えていけばよい**と思います。

### DH 濵田 [歯科衛生士コンサルタント] からの アドバイス

地域密着型の歯科医院であれば、既存の患者さんのメインテナンスをしっかり行いましょう。他の歯科医院に患者さんが興味を持ったとしても、**既存の患者さんで結果を出せば、患者さんが離れることはありません。**また、1人も取りこぼさないように、院長先生の想いを患者さんに伝えることも大切です。

もし、ライバル歯科医院が行う歯科衛生士分野のメニューを自院でも導入できるようであれば、積極的に研修を行い導入していきましょう。

## 具体的な解決策

### ■既存の患者さんがずっと通える仕組みをつくる

まず、なぜ既存の患者さんが院長を選んでいるかという理由（USP）を明確にしましょう。すでに院長のことを信頼している患者さんがたくさんいることを知ってください。

次に、既存の患者さんが新しい歯科医院に行くのではなく、自院にずっと通ってくれるように仕組みをつくったり、メインテナンス来院を促進したりして患者満足度を上げましょう。患者さんは、自分が歯科医院でどんなことをしてもらってるかわからない場合が多いため、自院のメインテナンスの中身を既存の患者さんにしっかりと伝えましょう。

#### 成功のMessage
若い先生にはない、先生の強み。今の患者さんが選んでくれている強みを伸ばしていきましょう。

## 問題点 矯正専門医が近隣で開業し、患者数が減った

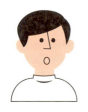

**院長の不安**

近くに矯正専門医院ができてから、矯正患者が減っているような……。
うちは一般歯科だから、患者さんは専門医の方に流れるんだよね……。

## 解決すべきこと

■ **競争があることを認識できていない**

いまや、多くの歯科医院や矯正歯科があり、患者さんは選ぶことができます。つまり、選ばれる歯科医院にならないといけないという認識が必要です。

■ **自分の歯科医院の強みを認識できていない**

一般歯科医院だからこそできることを認識し、そこを伸ばしていくことが大事です。

---

「矯正専門医での矯正治療」と「GPでの矯正治療」のメリット（例）

| 矯正専門医での矯正治療 | GPでの矯正治療 |
|---|---|
| ・矯正治療に通いやすい | ・幅広い歯科治療が受けられる |
| ・専門的で高度な技術 | ・家族で通える |
| ・急患対応が可能 | ・インプラントや補綴など、他の選択肢もある |
| ・担当医が変わらない | ・難しい抜歯ができる |

## Dr. 黒飛 [歯科医師コンサルタント] からの アドバイス

　患者さんのニーズの中には、「矯正専門医に診てもらいたい」というものがあります。そのような患者さんに対しては、矯正専門医よりも先生の医院で矯正治療を受けた方がよい理由を明確にし、それをホームページや院内の説明ツールで説明していくことが大事です。先生の医院で行う矯正治療の強みは何でしょうか？
　一般的には、一般治療や他の治療も一緒に行える、家族で通える、総合診療が行えるなどいろいろとありますよね。インビザラインなど、GPでも行える矯正治療もたくさんありますよ。
　また、**矯正治療の売上に頼らなくてもよい場合は、他の強みを活かす**というのも手です。

## DH 濵田 [歯科衛生士コンサルタント] からの アドバイス

　先生の歯科医院にとって、矯正治療を希望する患者さんは、生涯にわたり来院する大切な患者さんです。
　最近では、矯正治療に入る前に、MFT（口腔筋機能療法）に取り組んだり、口呼吸対策やセルフケアで行う「あいうべ体操」など、スタッフの関わるメニューも増えてきました。このように、子ども向けの予防歯科や姿勢、咬合を診るシステムを導入することで、**見込み患者さんの層を広げてもよい**と思います。

## 具体的な解決策

### ■ 専門医より自院での矯正治療を勧める理由を伝える

　競争は必ず存在します。患者さんはより良い歯科医院に通いたいと考えているということを知りましょう。患者さん目線になると、同じ矯正歯科の条件であれば、専門医院に通いたいのは当然です。
　では、なぜあなたの歯科医院で矯正治療を受けないといけないのか。これをしっかりと患者さんに伝えることが大事になってきます。

### ■ GPでもできる矯正の分野を追求する

### 成功のMessage
なぜ、既存の患者さんたちは、先生の歯科医院に通っているのでしょうか。この答えが先生の歯科医院の強みです。

## 問題点 インプラント患者の増患に取り組みたい

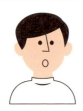

**院長の不安**

3年前からインプラント治療に取り組んでいるが、なかなか患者さんが増えない。
どのようにすれば、インプラントを希望する患者さんが増えるんだろうか……。

### 解決すべきこと

■ インプラント治療についてマーケティングできていない

　インプラント患者さんのニーズや自院のインプラントの強みと弱み、ライバル歯科医院のインプラントの強みと弱みをつかめていません。
　また、インプラントの実績がない歯科医院の場合は、最初の患者さんに施術することが必要です。

---

**患者さんの希望するインプラント治療の特徴**

1. 技術が高く、安心できる
2. 痛くない
3. 説明がていねいで先生が信頼できる
4. 先生に過去にたくさんの成功例がある
5. インプラントが長くもつ
6. 適正な治療費である

2. 院外マーケティングについての不安

### Dr. 黒飛 ［歯科医師コンサルタント］ からの アドバイス

　地域のインプラント患者さんのニーズは調査されましたか？　また、先生の医院のインプラント治療の強みは何でしょうか？　さらに、競合となる他院のインプラント治療の強みは何でしょうか？　**3つの視点**（3C、P.111）で考えることで、より正確な分析ができます。そのうえで、どうすればインプラント治療を希望する患者さんが増えるかを考えましょう。

### DH 濵田 ［歯科衛生士コンサルタント］ からの アドバイス

　インプラント治療で競合となる先生は周囲で開業されていませんか？　地域の患者さんの年齢層や既存の患者さんのニーズなどをマーケティングしてください。
　また、今はインプラント専門サイトなどがあり、一般向けの情報があふれています。もし、先生の医院が、治療の一部としてインプラントを行うのではなくインプラント治療を強化して取り組むというのであれば、インプラント手術後のメインテナンスを充実させましょう。他の歯科医院で受けたインプラント手術終了後の患者さんも受け入れられるレベルの、**インプラントメインテナンスセンターを開設する**というのも手です。

## 具体的な解決策

### ■ 地域のインプラント治療の状況を調べる

　そもそもインプラントの患者さんが増えにくい地域であったり、周囲にインプラント専門医が多く、患者さんの取り合いになっていたりするなど、地域の情報を正確に把握することが大事です。

### ■ インプラント専用のマーケティングを行う

　院外マーケティングで有効なのが、しっかりと来院電話につながる「インプラントサイト」「インプラント専用のスマホサイト」「プロモーション動画」を作り、そのうえでアドワーズ広告（PPC広告）やSEO等に取り組むことです。応用としては、地域でインプラント相談会を行う、動画広告を打つなどしましょう。
　院内マーケティングとして有効なのは、すでに自院で受けたインプラント治療に満足している患者さんに写真や動画を撮影させていただき、患者さんの声としてコンサルティングや説明に活かすことも有効です。

**成功のMessage**
インプラントを希望する患者さんは、技術力が高い先生、実績のある先生、安全な治療を行う先生、痛みのない治療を行う先生を求めています。

2章　院長の不安

## 問題点　動画制作、YouTube 動画広告など新しいマーケティングがわからない

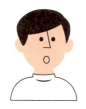

**院長の不安**

最近、YouTube を見ていると、
歯科医院の動画の広告が出てくる。
当院でもやってみたいんだけど、
どうやって作ればいいんだろう？
費用はどのくらいかかるのかなぁ……？

### 解決すべきこと

■ 最新のマーケティングに取り組めていない

　年々、Web 上に動画をアップしている歯科医院が増加する中で、最新のマーケティングであるプロモーション動画を制作しておらず、動画広告に取り組めていないことで、これからの歯科医院経営に問題が出てくる可能性があります。
　これからは動画の時代です。周囲のライバル歯科医院が取り組んでいないときから、早く取り組むことが大事です。

**動画制作・動画広告の制作事例**

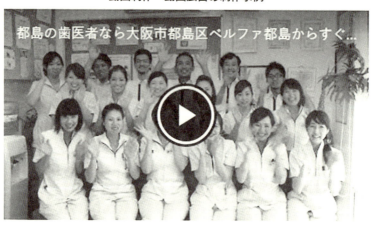

大阪市都島区 あいはら歯科・矯正歯科

## 2. 院外マーケティングについての不安

### Dr. 黒飛［歯科医師コンサルタント］からの アドバイス

まずは、**来院したくなるプロモーション動画を早い時期に作りましょう**。早く動画に取り組んだ歯科医院の動画は、たくさんの地域の患者さんに見られています。そして、制作したプロモーション動画は、YouTube動画広告などに取り組み、地域の患者さんに訴求しましょう。

### DH 濱田［歯科衛生士コンサルタント］からの アドバイス

動画制作をすること自体はよいと思います。しかし、歯科の治療中の動画などを対象を限定せずに公開することが、歯科医院の評判を下げてしまうこともあります。実際に、「倫理観がない」「手術の写真や動画は見たくないのに、目に飛び込んで気持ちが悪い」という評価もあります。

動画や広報では、歯科医院の品格が評価されます。動画制作は個人でもできますが、構成などについては、できるだけプロに相談しましょう。

## 具体的な解決策

### ■プロモーション動画を制作し目につくところに設置する

いまや日本人の2人に1人が、日常的にオンライン動画（YouTube）を利用している時代になりました。これだけ多くの一般ユーザーが、動画を利用しているのに、歯科医院でプロモーション動画を使って効果的にアピールしているところはほとんどありません。

まずは、動画制作会社に依頼して、来院したくなるプロモーション動画を作りましょう。そして、それを多くの見込み患者さんに見てもらうために、YouTube動画広告や、ホームページ、スマホサイトに設置しましょう。

また、院内・院外のスクリーンに流すことで、既存の患者さんや町中、地域の患者さんに「あそこに歯科医院がある」と認知してもらうのに有効なツールとなります。

### Keyword 「YouTube動画広告」

Youtube動画が流れる前や、途中に配信される広告動画。広告がクリックされたり、一定秒数以上視聴されることで料金が発生し、セグメントを絞れることから費用対効果の高い広告になっています。

## 問題点　Facebook の使い方や活用する意味がわからない

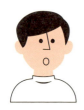

**院長の不安**

Facebook ページを持ったほうがいいの？
ホームページとどう違うの？
あと、Facebook 広告ってどうすればいい……？

### 解決すべきこと

■ 最新のマーケティングに取り組めていないこと

　Facebook ページの使い方を知らなかったり、他のマーケティングツールとの使い分けを理解できていないと、今後取り残される可能性があります。
　広告の方法の1つにアドワーズ広告がありますが、広告費が高騰しているため、今はまだ広告費の高くない Facebook 広告に取り組むことも重要になってくるでしょう。

---

**歯科におけるインターネットマーケティング**

1　ホームページやスマートフォンサイトでの集患戦略
2　プロモーション動画を使った YouTube マーケティング
3　SNS マーケティング（Facebook、LINE など）
4　ブログマーケティング（内部ブログ、アメブロなど）
5　SEO、MEO
6　リスティング広告、バナー広告

### Dr. 黒飛 ［歯科医師コンサルタント］ からの **アドバイス**

　Facebook は、通常のホームページと違う特徴があります。その**違いをわかったうえで必要かどうか判断し、活用**しましょう。
　特に、先生の医院をまだ知らない患者さんが Facebook を見ても、来院にはつながらない（新患・増患につながらない）ということをわかっておいてください。あくまでも、既存の患者さんに医院をよく知ってもらうため、また、紹介患者さんが参考にする程度だということを理解してください。

### DH 濵田 ［歯科衛生士コンサルタント］ からの **アドバイス**

　歯科における Facebook の利用価値は今はまだあると考えています。しかし仕事で使用するならば、**「どのように使用するのか？」を明確にしておく**必要があります。
　利用の例としては、既存の患者さんが Facebook を使用している可能性が高い場合に紹介キャンペーンを出したり、院長の人柄がわかるような投稿をしたりなど、どう使うかをある程度決めておくとよいでしょう。
　また、同業スタッフ向けに、研修風景や院内の雰囲気のよさを発信し、就職希望者にアピールする方法もあります。

## 具体的な解決策

■ 医院の Facebook ページを作り、Facebook 広告を出稿する

　① Facebook ページを作ります。
　　作る過程が、自分の歯科医院を見つめ直す機会にもなります。
　② 5～10個程度の記事を書きます。
　③「いいね！」を集めるために、既存患者に Facebook ページを紹介します。
　④「いいね！」をしてくれている人に対して、
　　プラスになる記事を書き続けます。
　⑤ Facebook 広告を出して、ページを広げます。

**成功のMessage**
Facebook は、現在、既存患者に情報提供するツールとして有効です。

## 2章 院長の不安

### 問題点 予防歯科の導入の価値がわからない

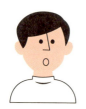

**院長の不安**

大学を卒業した頃は、予防歯科なんてそんなに重要なことだとは学ばなかったから、いまさらだけど導入を迷っている……。

### 解決すべきこと

■「予防歯科」という言葉が世間に浸透していることを認識していない

予防歯科は、実は日本でも導入されて数十年が経過していますが、院長が予防歯科と出会わなかったのでしょう。

予防歯科の中身がわからなくても、予防歯科という言葉は聞いたことがある人がほとんどという時代を迎えました。そのことを認識できていないようです。

---

**予防歯科**

予防歯科とは、う蝕や歯周病を未然に防ぐこと。う蝕や歯周病などになってからの治療ではなく、なる前の予防を大切にすることです。

それにともない、歯科と全身疾患の関係など、歯科衛生士が勉強すべき範囲が幅広くなりました。

## 3. 予防歯科を導入できるか不安

### Dr. 黒飛 [歯科医師コンサルタント] からの アドバイス

予防歯科は、現在の日本の医療費を下げるという点で意義のあることですが、それ以上に、歯科医院経営においてインパクトがあります。

治療が必要な患者数が減っていることから多くの歯科医院が患者を取り合っている現状でも、**予防歯科が必要な患者さんは多くいるため、その導入により新たな顧客を掘り起こすことができます。**ぜひ、導入しましょう。

### DH 濱田 [歯科衛生士コンサルタント] からの アドバイス

院長先生の過去の患者さんの口腔内を思い出しましょう。そしてその患者さんの今と、この先10年をつねに考えましょう。**既存の患者さんの10年先の口腔内にどんな疾患が発生する可能性があるのかを考えれば、予防歯科は必ず医院に導入すべきです。**

また、予防歯科のステージも拡大しています。たとえば、予防医学の重要性の普及、超高齢社会の到来、介護のニーズ、健康志向での予防、美容志向での予防など、需要はあります。

## 具体的な解決策

### ■ 予防歯科の導入の流れを理解する

以下に、黒飛と濱田のダブルコンサル例を紹介します。
（カッコ内、対象者およびコンサル担当者）

①**現状把握・理念再考**(院長・黒飛)：医院の理念に予防歯科の考え方を入れる。
②**市場マーケティング**(院長・濱田)：現在の来院患者層と地域の患者層の把握。
③**コンテンツ・プロモーションの決定**(院長・黒飛・濱田・スタッフ)：自院の行う予防歯科の考え方と項目、それをどのように患者さんに知らせるかを決める。
④**ゴールの設定**(院長・黒飛・濱田)：5W2Hのそれぞれのゴールを設定。
⑤**予防歯科の4つの要素【学問・術式・施術・会話】の統一**(院長・黒飛・濱田)
⑥**教育のピラミッドの実践**(全員)
⑦**覚悟を決めてスタートする**(全員)：既存の患者さんに対して「予防歯科・定期来院がスタートします」と告知をはじめる。

### 成功のMessage

治療が終了→口腔内の状態が良くなる→再発予防→口腔を通じて健康増進……予防歯科のため、院長がやってみたいことを整理してみましょう。わからない場合は、本を読んだり他の歯科医院を訪問するのも勉強になります。

## 問題点 予防歯科をはじめるときにユニット数が足りるか不安

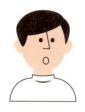

**院長の不安**

今でも患者さんがいっぱいで、ユニットが3台しかなくて、この先増やしたとしても1台が限界。うちでも予防歯科はできるの？

### 解決すべきこと

■ 予防歯科に取り組むとユニットを増やさなければならないことを理解していない

　治療分野が順調に成長すると、ユニットもスタッフの数も足りなくなるという悩みはよくあることです。予防歯科は、患者さんのためにもとても大切な診療内容です。その導入を、ユニットが足りなくなるという不安で躊躇していることが問題です。予防歯科の診療は歯科衛生士が中心に行います。経営を安定させるうえに、患者さんの口腔内を守ることができる予防歯科を迷わず導入しましょう。

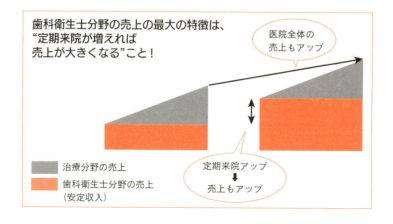

### Dr. 黒飛［歯科医師コンサルタント］からの アドバイス

現在、患者さんが満足するために1人の歯科医師が使用できるユニット数は、2台までと考えられています。ですから、**ユニットを3〜4台使えば、予防歯科を導入することが十分可能**です。

### DH 濱田［歯科衛生士コンサルタント］からの アドバイス

まず、左下の図をご覧になって、**予防歯科の経営的なメリットを正しく理解**しましょう。例えば、治療中心のユニットが3台で歯科医師1名の体制の医院があるとします。多くの歯科医院では、「歯科医師が治療に2台、治療または予防に1台」という2台半使う方法をとっています。

この状況で考えると、「予防歯科を始めたら治療の患者さんが入らないのでは？」と不安になるようです。しかし、コンサルタント目線で調査に入ると、歯科衛生士によるメインテナンスの時間や来院回数の見直しをすることで、まだまだ患者さんを受け入れることができるアポイント枠が生まれます。

さらに、このうえで予防歯科のユニットが1台増えると、「治療に2台、治療または予防に1台、予防に1台」に変わります。それにより、歯科衛生士分野の安定した収入にもつながります。ユニットを1台増やしてでも、しっかり予防歯科を導入してください。

## 具体的な解決策

### ■ すぐに結果が見えないことも多いため、継続する

予防歯科・定期来院の仕組みが軌道に乗りはじめると、同じ年商を上げていたとしても、「経常利益アップ」「ケアグッズの売上アップ」「変動費ダウン」という状態がはじまります。しかし、そこで不安を感じずに、1年間は信念を持って続けてください。

### ■ 患者さんの来院回数を数値で把握する

患者さんのリストを作成し、1年に何回来院する患者さんが増えているのか、既存の患者さんを数値で把握していきましょう。

**成功のMessage**
予防歯科での経営は、安定経営のために大事な分野です。定期来院する患者さんの数は、安定収入につながります。歯科衛生士分野の売上を意識しましょう。

## 2章 院長の不安

### 問題点　予防歯科・自費診療メニューにスタッフが抵抗する

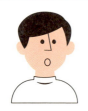

**院長の不安**

予防に自費のメニューや検査を取り入れたいけど、スタッフが「自費だと患者さんが嫌がる」と応援してくれない……。

### 解決すべきこと

■ 自費に抵抗を感じているのが、経営者ではなくスタッフ

ほとんどの歯科医院には、自費診療と保険診療が存在します。働くスタッフにとっては、「自費は患者さんに高いお金を支払わせている」という先入観があることが多いです。また、保険診療でも自費診療でも、働くスタッフには大きな影響がないと考えていることが多いようです。

・保険診療と自費診療がどう違うのか？
・患者さん視点で、自費診療にどういうメリットがあるのか？

などを明確にしていない医院の場合、スタッフが患者さんに自費を勧めるのは気が引けると拒否することがあります。自費診療の価値をしっかりスタッフに理解させずに協力を得ようとすることが問題です。

■ スタッフが予防歯科や自費診療メニューの良さを理解していない

患者さんに対してより良い材料や診療・診査方法はたくさん存在します。しかし、それを勧めるスタッフに知識や技術が不足していると、患者さんに自信を持って勧めることができません。スタッフが自分でそのメニューを体験することで価値がわかることもあります。

患者さんが誰でも予防歯科・自費診療メニューをわかるようになっていないことが問題です。

## 3. 予防歯科を導入できるか不安

### Dr. 黒飛 [歯科医師コンサルタント] からの アドバイス

スタッフに応援してもらうことも大事ですが、**先生自身が提供したい治療や予防を提供することのほうが大事**です。先生自身が確固たる信念をもって予防歯科に取り組めば、それにスタッフはついてきます。

もし先生の治療理念を理解しないスタッフであれば、その人は先生の歯科医院で長く働けるスタッフではないかもしれません。

### DH 濱田 [歯科衛生士コンサルタント] からの アドバイス

予防は本来なら保険診療では行えない分野ですので、早期に取り組みはじめることが大切です。

また、歯科医院で働くスタッフが「自分の医院での自費は高い」という気持ちで患者さんと関わると、患者さんもメニューそのものの価値がわかる前に「自費はやはり高い」という印象を強めてしまいます。

スタッフと情報を共有し、**「当院は価値ある予防を提供している」という自信をもつ仕組み**をつくりましょう。

## 具体的な解決策

### ■ 予防歯科・自費診療メニューのメリットを理解する

たとえば、自費でリスク検査をすることによって、患者さんのう蝕や歯周病の傾向がわかり、正確な口腔衛生指導ができます。正確な口腔衛生指導は、もちろん患者さんの口腔の健康を保つのにプラスにはたらきます。

このように、保険診療ではできない自費診療メニューのメリットをスタッフに伝え、共有しましょう。

### ■ 患者さんによる歯科医院の評価を高める

「自費診療＝高い」というのは、患者さんの視点で見ると「絶対値として高い」あるいは「相対的に高い」の2種類の意味で評価しています。

自費治療は、保険診療と比較すれば高く感じるのは仕方がありません。しかし、最終的に「自費でも受けたい」と患者さんから評価されるように、歯科医院の価値をアップさせることが大切です。

### 成功のMessage

来院している患者さんに直接、自費診療についてのイメージや感想を聞いてみましょう。患者さんに本来の価値が伝わっていないことが多いようです。信頼関係の先には、自然に無理のない自費診療が増えていきます。

## 2章　院長の不安

### 問題点　定期来院に移行しない・移行しても続かない

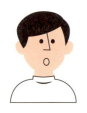

**院長の不安**

なかなか患者さんが定期来院に移行しない。私の治療が終わると、ほとんどの患者さんが数回のメインテナンスで来院しなくなる。メインテナンスは大事なのに……。

### 解決すべきこと

■ メインテナンスの重要性が患者さんに伝わっていない

　既存の患者さんはいるのにメインテナンスの数が少ない場合、歯科医院の行うメインテナンスの重要性が患者さんに伝わっていないことが考えられます。

---

**メインテナンスは予防歯科ではない**

　メインテナンス（maintenance）とは、歯周基本治療・歯周外科治療・修復・補綴治療により治癒した歯周組織を長期間維持するための健康管理。歯周病はプラークコントロールが不十分だと容易に再発することから、定期的なメインテナンスは必須である。メインテナンスは、患者本人が行うセルフケア（ホームケア）と歯科医師・歯科衛生士によるプロフェッショナルケア（専門的ケア）からなる。

―日本歯周病学会『歯周病専門用語集 第2版』より

# 3. 予防歯科を導入できるか不安

### Dr. 黒飛 [歯科医師コンサルタント] からの アドバイス

　初診から治療が終了するまで、何回患者さんと接することができますか？　その回数だけ、先生やスタッフは「定期来院の重要性」を患者さんに伝えるチャンスがあるわけです。患者さんの来院のたびに、**定期来院の重要性を伝える仕組みを導入**しましょう。

### DH 濵田 [歯科衛生士コンサルタント] からの アドバイス

　定期来院へ移行するメリットが患者さんに伝わっていない歯科医院は、**メインテナンスの来院率が低いです**。患者さんにとって、メインテナンスは治療の延長で来院しているという意識が強いです。しかし実際は、治療分野のメインテナンスと、病状安定や再発防止を支援するメインテナンスは、同じ施術ではありません。
　患者さんが毎回「気持ちがよい」と感じる施術を提供しましょう。「自宅でも効果を感じる」と結果を体感できるTBIと保健指導を導入しましょう。
　患者さんが定期的に歯科医院に来院することで、歯を失うことを効果的に予防できます。
　院内の歯科衛生士教育の仕組みの中に、必須項目としてメインテナンンスの効果や、北欧・国内などで実績のある臨床データ（**P.173付表4参照**）を理解させる時間を設けましょう。

## 具体的な解決策

### ■ 治療前から定期来院について伝えるようにする

　　患者さんには、治療がスタートする前から、自分の医院が「大切な患者さんには治療を終えたあとも、必ず口腔の健康を末永く守るため、定期的に来院していただく」方針であることを伝えましょう。

### ■ メインテナンス期間は「気持ちよさ」を感じられる施術を

　　同じインスツルメントを使用したとしても、治療での施術と予防での施術は目的が違います。メインテナンス期間は、患者さんに気持ちがよいと感じてもらえる施術を提供していきましょう。

---

**成功のMessage**
治療から予防に移行するときの施術は、患者さんから「気持ちがよい」と評価をもらえる施術を提供しましょう。患者さんと定期的にお会いすることで信頼関係の構築もできます。

**2章** 院長の不安

## 問題点 予防歯科とメインテナンスの患者さんが増えない

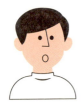

**院長の不安**
予防とメインテナンスの患者さんの数が増えない。理由もよくわからない。

## 解決すべきこと

■ **メインテナンスの重要性が患者さんに伝わっていない**

既存の患者さんは多数いるのに、メインテナンスを受ける患者さんの数が少ない医院では、歯科医院の行うメインテナンスの重要性が患者さんに伝わっていないというのが原因だと考えられます。

---

**メインテナンスの重要性**

定期的に歯科医院に来院することで歯を失うことを効果的に予防できます。もし疾患が発症しても、程度が軽く、悪くなってからの通院より時間も費用も少なくすみます。

### Dr. 黒飛 ［歯科医師コンサルタント］ からの アドバイス

考えられる原因は、3つあります。1つ目は、院長先生やスタッフが予防歯科の重要性を理解できていないこと。2つ目は、その重要性を伝える仕組みがないこと。3つ目は、そもそも患者さんにニーズがないことです。**どこに原因があるかを見極めて、対応していきましょう。**

### DH 濱田 ［歯科衛生士コンサルタント］ からの アドバイス

本来は、10人の患者さんが来院されたらそのすべてがメインテナンスに移行するのが理想です。先生の医院でメインテナンスについて患者さんを啓発したり、必ず見せている資料などはありますか？ それで結果が出ていないのなら、その方法が効果的かどうか見直しましょう。

## 具体的な解決策

### ■ ケアとキュアの来院数を正しく把握して検証する

全患者数に対するケア（治療）とキュア（予防・定期来院）の患者さんの割合と特徴を算出して検証しましょう。下図は、算出例です。

| 売上 | | | |
|---|---|---|---|
| キュア（治療）60% | | ケア（予防・定期来院）40% | |
| 保険　47% | 自費　13% | 保険　36% | 自費　4% |
| ・予約制<br>・保険希望が多い<br>・自費は難しい<br>・う蝕・歯周病が多い<br>・急患が多い<br>・中断患者もいる | ・完全予約制<br>・インプラント<br>・単冠<br>・義歯関係<br>・住宅街だが低所得者が多い | ・キュアと混ざる<br>・保険希望が多い<br>・自費は難しい<br>・美意識のある人もいる | ・ホワイトニングのみ<br>・リピート客はいる<br>・デンタルエステの希望者はいる |

### ■ 予防歯科の重要性が伝わるツールを作成する

患者さんにメインテナンスの重要性を伝え、受診意欲をアップさせるツールとして、まず静止画のツールを作成しましょう。さらに、予防歯科やメインテナンスを受けたいと思っている患者さんに向け、スマートフォンサイト等を制作しましょう。

**成功のMessage**
予防歯科の患者さんは自然には増えません。自院の取り組みを院内・院外に発信するツールを整理しましょう。患者さんに私達の想いが伝わりやすくなります。

## 2章 院長の不安

> **問題点**　患者さんに予防歯科の重要性を
> どう伝えたらよいかに悩んでいる

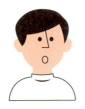

**院長の不安**

普段の治療では、患者さんへの
事前説明や状況の説明、治療計画、費用など
会話の内容はなんとなく想像できるけど、
予防歯科やメインテナンスの患者さんとの
会話で何か工夫できることはないのかなぁ……。

### 解決すべきこと

■ 予防やメインテナンスに関する会話の統一がされていない

院内で、予防やメインテナンス診療を行ううえでの、患者さんとコミュニケーションの取り方や提供する情報ツールが共有されていないことは、患者さんを混乱させます。

---

患者さんに伝える情報整理の例
「女性のライフステージに対する考え方」

| | |
|---|---|
| 思春期 | 永久歯が生えそろう & 歯肉炎が多発する時期 |
| 成人期 | 歯肉炎から歯周炎への移行が多発する時期 |
| 妊娠期 | 歯周病やう蝕リスクが増大する時期 |
| 更年期 | 歯周炎による歯の喪失が多発する時期<br>歯根部分のう蝕も多発する時期 |
| 老年期 | 歯周炎による歯の喪失が継続する時期<br>歯根部分のう蝕も多発する時期 |

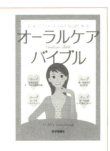

『女性のためのオーラルケアバイブル』(医学情報社) P14より

3. 予防歯科を導入できるか不安

### Dr. 黒飛［歯科医師コンサルタント］からの **アドバイス**

　患者さんへの説明においては、う蝕や歯周病、不正咬合など、「なぜ、その状態になったか」という、その患者さんの現在の口腔内に至る原因を伝えることが大事かと思います。そして、「対処療法ではなく、原因除去をしたいので、やはり予防歯科やメンテナンスが大事」ということを、**例を交えながらお伝えするとよい**でしょう。

### DH 濱田［歯科衛生士コンサルタント］からの **アドバイス**

　患者さんのイメージしている予防歯科・メインテナンスはさまざまです。まずは患者さんがどんな希望を持っているのか、話を聞きましょう**（P.173付表5参照）**。
　患者さんの希望は、以下のように大きく3つに分けられると考えられます。それぞれの患者さんのニーズに応えられるように、**情報を整理して提供する工夫**をしましょう。

①メインテナンス：「歯科医療を通じて健康を守り育てる」＝むし歯や歯周病を再発させないなど→守りの予防

②健康志向：「口腔の健康を通じ全身疾患の健康をケア」＝疾患や口臭などお口の健康を維持したい→守りの予防

③美容志向：「いつまでも若々しくきれいでい続ける」＝歯肉や歯の美しさをいつまでも大切にしたい→攻めの予防

## 具体的な解決策

### ■ 患者さんに伝える情報を整理する

　「予防歯科・メインテナンスを長期的に受けると、患者さんにどんなメリットがあるのか」をわかりやすく情報として整理しておきましょう。

### ■ 伝えたい情報をさまざまなツールの形で用意する

　「予防歯科やメインテナンスはどんな内容なのか」という説明を、会話で伝えるだけでなく、動画や静止画像でも用意しておき、さまざまなツールで説明できるようにしておきましょう。

**成功のMessage**
患者さんとのコミュニケーションや信頼関係の成長をつうじて、スタッフがいきいきしてきます。また、患者さんの想いを、正しく理解しやすくなります。

## 問題点 定期来院のメニューについて悩んでいる

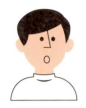

**院長の不安**

他の歯科医院では、定期来院時にPMTC以外にもいろいろなことをしてるって聞くから興味があるんだけど、具体的にどんなものがあるのかなぁ……？

### 解決すべきこと

■ 既存患者さんのニーズをマーケティングできていない

既存の患者さんは、先生の医院のどんなところを評価していますか？ どんな年齢層の方がどんなことを期待して来院していますか？
たとえば、「もっときれいな白い歯を手に入れたい」「きれいな歯ぐきを維持したい」など、ニーズをリサーチできていません。

■ ニーズを満たす定期来院のためのメニューがない

もし、患者さんのニーズが理解できたとしても、それを満たすメニューはありますか？ 学校教育では学ばないメニューを知り、導入しましょう。

**歯科衛生士分野の自費メニュー例**

| ホワイトニング | 検査 | 予防・衛生分野 | オーラル・ビューティー |
|---|---|---|---|
| ・ホワイトニング<br>・ホームホワイトニング<br>・オフィスホワイトニング<br>・デュアルホワイトニング<br><br>など | ・リスク検査<br>・う蝕検査<br>・歯周病検査<br>・がん検査<br>・遺伝子検査<br>・認知症検査<br><br>など | ・歯のクリーニング<br>・ステイン除去<br>・ミネラルパック<br>・舌クリーニング<br><br><br><br>など | ・デンタルエステ<br>・リップマッサージ<br>・ガムマッサージ<br>・ガムピーリング<br>・唾液マッサージ<br>・アロマテラピー<br>・スマイルトレーニング<br>など |

3. 予防歯科を導入できるか不安

### Dr. 黒飛[歯科医師コンサルタント] からの アドバイス

　予防歯科やケアのメニューはたくさんありますが、他の自費診療専門の歯科医院のモデリングをするのは有効だと思います。たとえば、リップエステなど、予防目的ではなく「気持ちよくなる」ためのメニューがあります。**講習会などに参加して学びましょう。**

### DH 濱田[歯科衛生士コンサルタント] からの アドバイス

　定期来院で口腔内が安定してくる延長線上には、患者さんそれぞれの豊かな希望があります。
　患者さんの「もっともっと歯科できれいになりたい」「健康になりたい」という要望から、最近では、予防歯科の延長として「遺伝子検査」「歯科ドック」「デンタルエステ」「ホワイトニング」など、**患者さんはさまざまなメニューを歯科医院で受ける時代**になりました。

## 具体的な解決策

### ■ 定期来院の目的を示す

　定期来院を勧める際は、PMTCなどの施術を受けるために来院してほしいということではなく、「長期的に口腔内によい結果が得られるから来院してほしい」と、長期的な結果の写真などを見せて説明しましょう。

### ■ 患者さんのニーズに則したメニューを導入する

　患者さんのニーズを調査し、結果の上位2つ程度の施術について研修を行い、日々の臨床の中に導入していきましょう。

#### 成功のMessage
定期来院の分野でいただく報酬は、患者さんからの信頼関係の証です。「デンタルエステ」「ホワイトニング」「遺伝子検査」などでいただく報酬は、患者さんからの信用の証です。

## 2章 院長の不安

### 問題点 歯科衛生士の採用に困っている

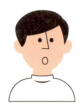

**院長の不安**

いくら募集をかけても、
いい歯科衛生士が見つからない……。
駅前の大規模歯科医院には
4人も歯科衛生士がいるらしいのに……。

### 解決すべきこと

■ 歯科衛生士を見つける方法を知らない

　歯科衛生士の求人・採用にはいろいろな方法があります。
　まずはこれらを知り、実践することで、今までアプローチできなかった歯科衛生士の契約書にアプローチすることができます。
　しっかり求人に取り組めている歯科医院はあまり多くありませんので、早い段階で取り組むことが大事です。

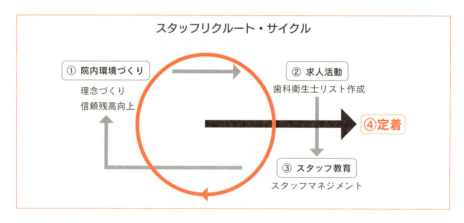

### Dr. 黒飛 [歯科医師コンサルタント] からの アドバイス

歯科衛生士の採用には、たくさんの方法がありますが、まずは先生の知りあいの歯科衛生士さんに声をかけてみてはいかがでしょうか。
そのために、**過去に会ったことのあるすべての歯科衛生士の名前をリスト化**していきましょう。

### DH 濵田 [歯科衛生士コンサルタント] からの アドバイス

歯科衛生士は"簡単には"見つかりません。しかし、いるところにはいます。
「歯科衛生士が見つからない」とおっしゃる先生に多いパターンは、口で言うほど本気でたくさんの取り組みを行っていないということです。
**どんな歯科衛生士に来てもらいたいかを明確に**したうえで、歯科衛生士採用のための口コミ名刺を作り、それを既存のスタッフに渡し、たくさん配ってもらいましょう。

## 具体的な解決策

### ■ 方々にはたらきかける

歯科衛生士の集め方も、実は患者さんの集め方と同じです。「どんな患者さんに来てほしいか」を「どんな求職者に来てほしいか」に、「医院のホームページ」を「求人サイト」に、「スマートフォンサイト」を「求人用スマートフォンサイト」に、などと置き換えて考えてみましょう。

他にも、歯科衛生士学校や地域雑誌、ホームページでの求人募集、口コミ、既存のスタッフと勉強会へ参加する、紹介予定派遣を利用する、知り合いに懇願する、知人の知人など伝手を頼る、などさまざまな方面へはたらきかけることができます。

待っているだけでは見つかりません。とにかくたくさん動いてみましょう！

### ■ リクルート・サイクル（左図）を意識する

スタッフが定着することは、歯科医院が安定経営するために必要です。定着のためには、「院内の環境整備→スタッフ採用→スタッフ教育」というサイクルを回していく必要があります。スタッフを定着させるというゴールのある歯科医院と、その場限りで歯科衛生士を求人採用する歯科医院とでは、採用の仕方は大きく異なり、結果も大きく変わります。ぜひ、スタッフの定着をゴールに採用活動を行ってください。

#### 成功のMessage
リクルートは、スタッフに対するマーケティングです。こう考えると、求人対策の方法は無限に広がります。

## 付表1　朝のチェックリストの例

ここで示しているのは、あくまでサンプルです。
自院で必要な作業項目を挙げて、オリジナルのチェックリストを作りましょう。

---

### 朝のチェックリスト

- ☐ 【出勤】8:15〜8:30の間には来る　※1階の玄関(患者さんと同じ)から入る(7:30〜開いてる)
- ☐ 正面にある1階の機械室のドアを開け、コンプレッサーの向かって一番左のレバーを上に上げる
コンプレッサーの左下にあるピンクの機械のスイッチも ON にする
- ☐ コンプレッサーの下にあるゴミを医院の道路の向かい側に捨てる

> (月)(木)→　燃えるゴミ【赤】　　　　　　(火)→　プラスチックゴミ【青】
> 第1・第3(水)→　ペットボトル【ピンク】　※フタはプラスチックゴミへ
> (金)→　びん・缶【黄】　※フタは燃やせないゴミへ
> (土)→　ダンボール・紙・新聞・広告　※紐でくくる

- ☐ 階段で2階に上がり、受付の前を通って診療室に入り、受付横の入口に立って右側にある電気の
スイッチの2つの内の上のスイッチをつける
- ☐ 診療室から3階へ行く入口のアコーディオンカーテンを開け、右側にある階段の電気以外の5つの
スイッチをすべて押して、診療室と待合室の電気をつける
- ☐ 洗い場の上の電気と滅菌室の電気をつける
- ☐ 3台のユニット(診療台、チェア)の電源などのスイッチをマニュアルを見て順番にすべてつける
※マニュアルはユニット1のバリオスのコンセント差し込みの所にある
- ☐ 奥の水色のユニットに掛かっている延長コードをコンセントに差す
- ☐ 冷蔵庫の裏のコンセントにコードを差し、寒天ウォーマーの電源を入れ「1」の所を2回、「2」の所
を1回押し温度を上げる
- ☐ 超音波の電源コードをコンセントに差す
- ☐ 滅菌室のミニ超音波の裏にあるコードの差してあるスイッチを全部 ON にする
- ☐ 油さしのコードをさし油さしの向かって右下にある電源を入れる
- ☐ プチクレーブのコードをコンセントに差し、青い電源を ON にし、排気ボックスを元の位置に戻し、
スノコを缶体底にセットする
- ☐ ユニット2の流しにあるタスカルウィザードの電源を入れる
- ☐ 診療室入口側のエアコンの下にある空気清浄機のコードをコンセントに差し、空気清浄機の下の
辺りにある差し込みに2つのコードを差し、その近くのもう1つのコンセントに扇風機のコード
を差し、電源を ON にする
- ☐ スタッフルームで着替える
- ☐ エプロンをつける
- ☐ オートクレーブから滅菌したものを出して、超音波の斜め右下の白い台の上に置き、それぞれの
場所にしまう(滅菌済みの物にはカウンタークロスをかける)
- ☐ 基本セットを作り、洗い場の上にある扉の中にしまう
- ☐ オートクレーブの上で乾燥させている器具をそれぞれの場所にしまう
- ☐ プチクレーブの中の物を出して冷まし、乾燥させている器具をそれぞれの場所にしまう
- ☐ 綿せんを作る
- ☐ アルコールワッテを3つの入れ物に作る
- ☐ ロールワッテ、コットンを3つの入れ物にそれぞれ補充する
- ☐ OA を補充する
- ☐ 2つのポットに線の所まで水を入れフタをして、色の濃いほうは滅菌室に持って行きコードをつ
けて、水を入れて湧かすボタンを押す
- ☐ 消毒液を7種類作る　※作り方はそれぞれの容器にテプラで記入
- ☐ 印象はがしの液に入ったトレーを取り出し、水洗い後超音波に7分かけプチクレーブまたはオー
トクレーブにかける

## 付表2　歯科衛生士の人事評価表の例

【○○歯科医院の理念】
○○歯科医院は、一生、むし歯と歯周病にならない環境を提供するデンタルクリニックを目指します。
○○歯科医院の患者さんは、予防に理解を示し、私たちの理念に理解を示す、すばらしい患者さんです。
○○歯科医院のスタッフは、誠実で主体的な、そして、患者さんに愛される、すばらしいスタッフです。
院長、理事長は、上記を達成するために、不断の努力をし、スタッフと患者さんの幸せを考えます。

【○○歯科医院の行動原則】
どんな状況においても、○○歯科医院の理念に即して、行動するかをつねに考えましょう。
歯科には3者が存在します。患者さん、自分自身、歯科医院です。
この3者にとって利益のある行動を行いましょう。

| 名前 | | ※　評価期間　　　年　月　日　～　　年　月　日 | | |
|---|---|---|---|---|
| | スキル | 評価項目 | 自己評価 | 院長評価 |
| 1 | 遵守 | 入社時に院長やスタッフが話した○○歯科医院の規則、ルールを守れているか | | |
| 2 | | ○○歯科医院の理念と行動原則をしっかりと守れているか | | |
| 3 | | ミーティング・朝礼などで、スタッフ全員で共有している決めごとを守れているか | | |
| 4 | 技術テクニカル | すべての診療を理解し、診療の準備、アシスト、片づけができているか | | |
| 5 | | 細やかなところまで、整理整頓・掃除ができているか | | |
| 6 | | 診療器具・材料の保管場所と在庫量などの管理表の使い方をマスターできているか | | |
| 7 | | 院長に報告すべき事項とスタッフで処理できる事項を区別できているか | | |
| 8 | | 診療室・待合室の状況を把握し、優先順位を考えて患者さんを導入できているか | | |
| 9 | | 患者さんにとってのメリットをふまえ、定期健診と予防メニューを話せているか | | |
| 10 | | ハイジーンコントロールプランを立て、それに沿った行動ができているか | | |
| 11 | | 感染症の患者さんに対する感染予防ができているか | | |
| 12 | | カリキュラムに沿った歯科衛生士業務ができ、業務記録を適切に書けるか | | |
| 13 | | デンタルエックス線写真を使用して、わかりやすい説明ができているか | | |
| 14 | | アポイントの時間内で、患者さんとのコミュニケーションと診療ができているか | | |
| 15 | | 日頃から勉強し、治療・予防・コミュニケーション力の向上に努めているか | | |
| 16 | | 技工指示書の記入から、技工士との連絡・納品管理ができるか | | |
| 17 | 協力会話ヒューマン | 接遇マニュアルどおりに実践できているか、患者さんは喜んでいるか | | |
| 18 | | 患者さん、スタッフ、院長に対して感謝の気持ちを持ち、言葉で伝えられているか | | |
| 19 | | スタッフ同士の良好な人間関係をつくろうと努力できているか | | |
| 20 | | 患者さんにも自分の家族や友人のようにあたたかく接しているか | | |
| 21 | | 患者満足度の高い施術とコミュニケーションができ、紹介が増えているか | | |
| 22 | | 歯科衛生士同士でも担当医とも、診療に必要な情報共有ができているか | | |
| 23 | 理念コンセプト | ○○歯科医院の理念や行動原則を、他のスタッフができるようにフォローできているか | | |
| 24 | | 新人のために、歯科衛生士業務の教育・指導ができているか | | |
| 25 | | 歯科衛生士分野だけでなく、院内の仕組みやマニュアルをつくれるか | | |
| | 合計 | 5　とても優秀<br>4　優秀<br>3　普通<br>2　やや劣る<br>1　とても劣っている | /125 | /125 |

## 付表3　アシスタントマニュアルの目次例

アシスタントマニュアルの目次

### NO.1：アシスタントの役割
（入社1ヵ月以内）

- ●理想的な歯科助手とは
  - ・無免許だからできること
  - ・患者側に立った視点
  - ・患者と歯科医師をつなぐ

- ●準備・片づけ・滅菌
  - ・効率化
  - ・安心安全な医療の提供

- ●患者対応
  - ・おもてなしと笑顔

- ●在庫管理
  - ・診療がスムーズに

### NO.2：診療の準備と後片づけ
（入社1ヵ月以内）

- ●毎朝の準備
  - ・院外
  - ・院内
  - ・チェックシート

- ●午前終了後
  - ・チェックシート

- ●午後終了後
  - ・チェックシート

### NO.3：患者対応

- ●誘導
  - ・チェア状況とタイミング

- ●ご挨拶・問診
  - ・ラポール

- ●診療中・診療後の配慮
  - ・気遣いが伝わる

### NO.4：アシスタント業務
（入社1ヵ月以内）

- ●診療補助の概念
  - ・治療別

- ●補助時の注意
  - ・患者への気遣い
  - ・歯科医師への気遣い
  - ・先を読むこと

### NO.5：アポイント
（入社2ヵ月以内）

- ●アポイントチェック

- ●アポイントの取り方
  - ・ルール
  - ・アポシスの使い方

- ●キャンセル時
  - ・対応と再予約
  - ・空いた時間

- ●急患時
  - ・指示確認
  - ・誘導

### NO.6：滅菌
（入社2ヵ月以内）

- ●滅菌の概念
  - ・院内感染について
  - ・消毒と滅菌の違い

- ●歯科衛生士との分担

- ●滅菌機器・器具

- ●滅菌の流れ

### NO.7：在庫管理
（入社3ヵ月以内）

- ●在庫管理とは
  - ・原価について
  - ・チェックシート

- ●発注
  - ・ルール
  - ・チェックシート

- ●棚卸し
  - ・チェックシート
  - ・報告

## 付表4　メインテナンスと歯数の関係

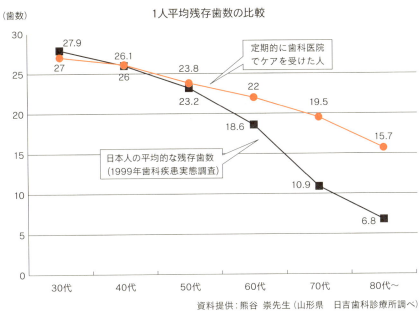

1人平均残存歯数の比較

定期的に歯科医院でケアを受けた人

日本人の平均的な残存歯数（1999年歯科疾患実態調査）

資料提供：熊谷　崇先生（山形県　日吉歯科診療所調べ）

『オーラルケアバイブル』（医学情報社）より引用改変

## 付表5　ハイジーンコントロールプランのための情報源の例

| 問診で…… | 口腔診査で…… | 唾液検査で…… |
|---|---|---|
| ・食生活習慣：飲食の頻度、内容など<br>・ブラッシング状況：方法、頻度、道具など<br>・フッ化物配合歯磨剤の使用<br>・洗口剤の使用<br>・プロケアの経験<br>・家族歴：家族の疾患既往歴の有無<br>・今までの歯科治療の時期<br>　　　　　　　　　　　　　など | ・う蝕の経験<br>・歯列<br>・プラーク付着状況：量、性状など<br>・ブラッシング状況：知覚過敏、楔状欠損<br>・咬合<br>・エックス線写真<br>　　　　　　　　　　　　　など | ・唾液分泌量<br>・唾液緩衝能<br>・ミュータンス菌数 |

この3点をふまえて、「治療期」「メインテナンス期」ごとに、口腔内の状況や必要なプログラムについて説明する。

## おわりに

　最後までお読みいただき、ありがとうございます。
　院長のあなたが日常の臨床現場や医院経営においてよく経験する問題が多く書かれており、納得することが多かったのではないでしょうか。また、あなたが女性スタッフであれば、院長や歯科医師との考え方の違いや、院長の悩みを少しでも垣間見ることができたのではないでしょうか。
　実際に、多くの院長やスタッフの皆さんが本書で取り上げた問題やお互いの意見の違いに対する解決策を見出せずに、私や濵田さんに相談に来られます。
　そうしたコンサルティングをする中で、歯科医院経営において相談を受ける問題には、似通っているものが多いことに気がつきました。今回は、その解決策のアイディアを、私と濵田さんがお互いの今までの現場での経験から絞り出しまとめました。実践に移してもらえれば結果がついてくることは、多くの院長、スタッフ、歯科医院が実証してくれています。理解に時間がかからず、すぐに行動できるようにしたかったため、文章をできるだけ平易に、具体的に記すよう心がけましたので、ぜひ実践してください。
　私が院長先生から聞く悩みの半分は患者さんに関係する問題、残りの半分はスタッフに関係する問題です。前者は、患者満足度向上の施策やマーケティング、プロモーションを実施し、増患するためのサポートを行い、解決してきました。どんな条件であっても、必要な数の患者さんを来院させることには、自信があります。後者についても、私の勤務医時代のマネジメント経験や種々の団体の代表経験から得たスタッフマネジメントの手法を伝えて解決してきました。
　しかし、どんなに増患しても、結局、スタッフの信頼や協力がなければ、本質的に患者さんを幸せにすることは難しく、患者さんが長期的に来院することにつながらないと気づいたのです。また、スタッフに関係する問題にはさまざまなパターンがあり、それに対する手法を伝えても院長自身が解決するには時間がかかることもしばしばでした。それに、歯科スタッフは女性が多いため、院長の男性目線ではどうしても解決できない壁にぶつかっていました。
　そんな中、2015年に歯科衛生士でコンサルタントの濵田さんと出会い、彼女とそれぞれの考え方を話し合ううちに、異なる立場の視点で見れば、同じ事象や問題でも違う捉え方をすることができる。つまり、お互いの立場を理解することで、院長・スタッフ間の問題は本質的に解決するのではと、可能性を感じたのです。
　こうして、濵田さんと2人で、1つの歯科医院に対するダブルコンサルティングをスタートしました。2人がそれぞれ院長先生とスタッフをサポートする

ことで、さまざまな問題を本質的に解決することができ、さらに再発防止の仕組みまでつくることができるようになりました。ダブルコンサルティングをつうじて、本質的な問題解決には両方の視点から見ることが必要であると実感しました。
　今後、歯科業界が日進月歩で発展し表出する問題が変わっても、その本質的な部分は変わらないと思います。そうであるなら、その本質を探り解決する力が院長にあれば、時代や状況がどんなに変わっても、得たい成果は出せると考えます。それらの本質を本書に散りばめました。

　本書を読んで、「スタッフとうまくいかない」「将来が不安だ」「どうやって経営すればいいかわからない」という悩みをお持ちの院長先生や、「院長とのコミュニケーションがうまくいかない」「院長のことが理解できない」と感じているスタッフさんが、似たような事例やそれに対するお互いの考え方の違いと解決策を知り、現場で起きている問題を少しでも解決していただければ、これほど嬉しいことはありません。
　この機会を与えてくださったクインテッセンス出版の元・歯科医院経営編集長村岡廣介様には心から感謝し、御礼申し上げます。
　私は、いつも締め切りまで仕事が進まないタイプですが、ご一緒に執筆してくださった濱田真理子さんが計画を立て、いつも急かしてくださったおかげで、最後まで書き上げることができました。この場を借りて、感謝を示したいと思います。

　歯科に関わるすべての人が、その人にとっての幸せをつかめるように。

※ 読者限定、特別対談映像をご用意しました。
**黒飛一志と濱田真理子が語る**
**「スタッフとわかり合える、するべきことが見える7つの秘訣」**
http://dtr.jp/77　にアクセスして、前半をご覧ください。
（後半はホームページから登録してご覧ください）

2016年8月
黒飛一志

■著者のプロフィール

**黒飛一志**(くろとび　かずし)
医療法人たなばた会理事長。株式会社デントランス代表取締役。歯科医師。
2004年、大阪大学歯学部卒業後、東大阪市の歯科医院にて勤務。2010年に大阪市に「あおぞらデンタルクリニック」を設立。翌年に医療法人化。2013年に「株式会社デントランス」を設立し、歯科医院専門の経営コンサルタントとして多くの歯科医院の集患とマネジメントをサポートし、成功へと導く。実際に個別コンサルティングを受けたクライアントは2016年現在100％の確率で売上を上げ、半数が売上1億の大台を突破している。

　　株式会社デントランス(Dentrance)
　　　〒542-0083　大阪府大阪市中央区東心斎橋1-8-11　TEL：0120-648-075

**濱田真理子**(はまだ　まりこ)
有限会社エイチ・エムズコレクション代表取締役社長。歯科衛生士。医療チーム構築コンサルタント・人財開発コンサルタント・歯科MG戦略インストラクター。
日本大学歯学部附属歯科衛生専門学校を卒業後、財団法人日本歯科研究研修協会を経て、現職。南カリフォルニア大学研修・ハワイ大学研修・インディアナ大学歯学部デンタルハイジーンジャパンプログラムマスター取得。歯科医院の管理・再生化など、さまざまな立場で医療チームや組織を牽引し「選ばれ続ける組織づくり」の法則を確立し、セオリーやスキルを全国で啓発中。

　　有限会社エイチ・エムズコレクション(H・M's collection)
　　　〒130-0026　東京都墨田区両国4-27-12　TEL：03-3846-7611

---

「スタッフの気持ちがわかる」「するべきことが見える」
歯科医院経営を安定させたい院長へ77のアドバイス

2016年10月10日　第1版第1刷発行

著　　　者　　黒飛一志／濱田真理子
　　　　　　　(くろとびかずし)(はまだまりこ)

発　行　人　　北峯康充

発　行　所　　クインテッセンス出版株式会社
　　　　　　　東京都文京区本郷3丁目2番6号　〒113-0033
　　　　　　　クイントハウスビル　電話(03)5842-2270(代表)
　　　　　　　　　　　　　　　　　(03)5842-2272(営業部)
　　　　　　　　　　　　　　　　　(03)5842-2278(編集部)
　　　　　　　web page address　http://www.quint-j.co.jp/

印刷・製本　　サン美術印刷株式会社

©2016　クインテッセンス出版株式会社　　　　禁無断転載・複写
Printed in Japan　　　　　　　　　　　　　　落丁本・乱丁本はお取り替えします
ISBN978-4-7812-0519-9　C3047　　　　　定価はカバーに表示してあります